Gegen sexuellen Mißbrauch an Mädchen und Jungen

Ein Ratgeber für Mütter und Väter

Erarbeitung

Gisela Braun
Arbeitsgemeinschaft
Kinder- und Jugendschutz (AJS)
Landesstelle NRW e. V.

Beratung und Mitarbeit im Rahmen einer Projektgruppe

Dirk Bange	Universität Dortmund
Renate Blum-Maurice	Kinderschutz-Zentrum Köln
Ursula Enders	Zartbitter Köln e. V.
Christa Grosser	Ministerium für die Gleichstellung von Frau und Mann NRW, Düsseldorf
Marianne Hasebrink	Kath. Landesarbeitsgemeinschaft Jugendschutz NRW e. V., Münster
Bettina Müller und Beate Friese	Deutscher Kinderschutzbund, Landesverband NRW e. V., Wuppertal
Astrid Peter	Verein zur Weiterbildung für Frauen e. V., Köln
Heide de Planas	Landeskriminalamt NRW, Düsseldorf
Rita Schäfer	Bundesverein zur Prävention von sexuellem Mißbrauch an Mädchen und Jungen e. V., Bielefeld
Dagmar Schmelzle	Ministerium für Arbeit, Gesundheit und Soziales NRW, Düsseldorf
Ingrid Schöne	Landesjugendamt Rheinland, Köln
Dr. Monika Weber	Universität Münster
Ulrike Werthmanns-Reppekus	Der Paritätische Wohlfahrtsverband, Landesverband NRW, Wuppertal
Illustration und Layout	Dorothee Wolters, Köln

Gesamtredaktion

Gisela Braun, Arbeitsgemeinschaft Kinder- und Jugendschutz (AJS) Landesstelle NRW e. V.
Hohenzollernring 85 – 87, 50672 Köln
Telefon: 02 21/95 15 38-0
Fax: 02 21/95 15 38-18

VORWORT

Eine der wichtigsten Aufgaben der Polizei ist es, Kinder vor der Kriminalität und ihren Folgen zu bewahren. Beim sexuellen Mißbrauch von Mädchen und Jungen bleibt jedoch trotz aller polizeilichen Anstrengungen eine große Zahl von Straftaten unentdeckt. Denn die Täter kommen meist aus dem nahen sozialen Umfeld der Kinder. Es sind Nachbarn, Bekannte oder gar Verwandte. Die Opfer sind oft hilflos und nicht selten werden die Delikte aus falscher Scham totgeschwiegen.

Um so wichtiger ist es, daß Eltern und Erzieher darüber informiert sind, wie sexueller Mißbrauch entsteht, welche Formen es gibt und was sie tun können, um ihren Kindern schreckliche Erfahrungen zu ersparen. Die vorliegende Broschüre soll diese Informationen vermitteln und eine Hilfe bei der praktischen Vorbeugung sein. Die Inhalte wurden von Fachleuten aus allen zuständigen Institutionen unter Mitarbeit der Polizei zusammengestellt.

Das Kriminalpolizeiliche Vorbeugungsprogramm des Bundes und der Länder unterstützt die Verbreitung dieser Broschüre, weil es zu seinen Aufgaben gehört, den Bürgerinnen und Bürgern konkrete Hinweise zu geben, wie sie sich und ihre Angehörigen vor Straftaten schützen können.

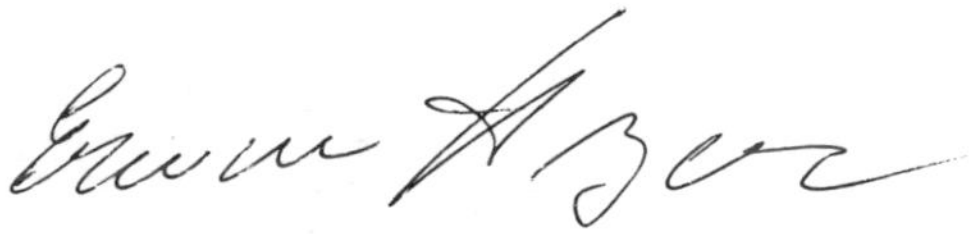

Erwin Hetger
Vorsitzender der Projektleitung Kriminalpolizeiliches Vorbeugungsprogramm des Bundes und der Länder

INHALTSVERZEICHNIS

EINFÜHRUNG

Als Vater eines Sohnes teile ich die Befürchtungen und Sorgen vieler Eltern. Der Gedanke, das eigene Kind könne sexuell mißbraucht werden, vielleicht sogar von einem Bekannten oder Verwandten, ist unvorstellbar. Man ist geneigt, die Vorstellung wegzudrängen, sich selbst zu beruhigen. Aber die Berichte, die uns die Medien fast täglich über das erschreckende Ausmaß der sexuellen Gewalt gegen Mädchen und Jungen liefern, erinnern uns immer wieder, wie notwendig es ist, alles zu tun, um unsere Kinder zu schützen.

Viele Mütter und Väter haben den Wunsch nach verläßlichen Informationen, vor allem nach Hinweisen für eine sinnvolle und möglichst wirksame Vorbeugung. Die Frage ist, wie können Eltern schützen. Althergebrachte Warnungen vor „fremden Männern“, wie sie viele Erwachsene in ihrer Kindheit gehört haben, genügen nicht. Andererseits möchte man nicht, daß die Tochter oder der Sohn verängstigt und menschenscheu wird. Niemand kann einen 24-Stunden-Wachdienst für die Kinder leisten – abgesehen davon, daß dies der Entwicklung der Mädchen und Jungen nicht gerade zuträglich wäre.

Eltern können aber als engste Bezugspersonen dazu beitragen, die Stärken der Kinder zu fördern, so daß sie in die Lage versetzt werden, Übergriffe zu erkennen und sich mitzuteilen. Unsere Verantwortung als Erwachsene ist es, betroffenen Mädchen und Jungen zu glauben und ihnen zu helfen.

Dieser von der AJS erarbeitete Ratgeber für Mütter und Väter – er sei auch Großvätern und Großmüttern, Tanten und Onkeln empfohlen – zeigt Möglichkeiten der Vorbeugung und Nachsorge auf. Ich wünsche mir, daß er hilft, Unsicherheiten zu überwinden und mit Mut und Tatkraft gegen die sexuelle Gewalt an Kindern zu handeln.

Jürgen Jentsch MdL
Vorsitzender der Arbeitsgemeinschaft Kinder- und Jugenschutz (AJS)
Landesstelle NRW e. V.

Man hört jetzt soviel ...

Was ist sexueller Mißbrauch?

Kinder lernen im Lauf ihrer Entwicklung die Welt kennen. Sie beobachten, fragen, probieren, ,,begreifen" mit unerschöpflicher Energie und Phantasie. Um leben und wachsen zu können, brauchen sie die Unterstützung der Erwachsenen, sie brauchen Liebe, Geborgenheit, Zärtlichkeit, Hilfe, Schutz und Sicherheit. Darauf sind Mädchen und Jungen angewiesen und darauf vertrauen sie.
Mißbraucht ein Erwachsener ein Kind sexuell, so benutzt er die Liebe, die Abhängigkeit oder das Vertrauen für seine sexuellen Bedürfnisse — und setzt sein Bedürfnis nach Unterwerfung, Macht oder Nähe mit Gewalt durch. Er gefährdet die Lebens- und Entwicklungsgrundlage und schädigt die Seele des Kindes.

Für viele Mädchen und Jungen gehört der sexuelle Mißbrauch zum Lebensalltag. Sexueller Mißbrauch kommt so häufig vor, daß man davon ausgehen kann, in jeder Kindergartengruppe, in jeder Schulklasse, in jeder Nachbarschaft oder Verwandtschaft Kinder zu finden, die mißbraucht werden. Opfer sexueller Gewalt sind überwiegend Mädchen, aber auch Jungen werden sexuell mißbraucht. Nicht selten sind schon sehr kleine Mädchen und Jungen betroffen, denn auch Säuglinge und Kleinkinder werden sexuell ausgebeutet.
Mädchen und Jungen werden gezwungen, lüsterne Blicke und Redensarten zu ertragen, Zungenküsse zu geben, sich nackt zu zeigen, sich berühren zu lassen, den Mißbraucher nackt zu sehen und ihn anzufassen, Pornographie anzusehen, bei Pornoaufnahmen mitzumachen, den Erwachsenen mit der Hand oder dem Mund zu befriedigen. Mädchen und Jungen werden vergewaltigt, anal, oral oder vaginal mit Fingern, Gegenständen oder dem Penis.

Dies sind nur einige Beispiele. Darüber hinaus werden Mädchen und Jungen zu allen vorstellbaren — und manchmal auch unvorstellbaren sexuellen Praktiken gezwungen.
Der überwiegende Teil der Täter sind Männer. Manchmal wird Mädchen und Jungen auch durch Frauen sexuelle Gewalt zugefügt. Die Täter sind meist Personen, die das Kind kennt, denen es vertraut, wie etwa ein Freund der Familie, der Kollege des Vaters, der Nachbar, der Vater der besten Freundin, der Erzieher, der Lehrer, der Pastor, der Kinderarzt, der Jugendgruppenleiter, der Sporttrainer, der Babysitter und so weiter.
Ein weiterer Teil der Täter kommt aus der Familie: Der Vater, Stiefvater oder Partner der Mutter, der Opa, der Onkel, der ältere Bruder.

Sexueller Mißbrauch durch Fremde ist im Verhältnis eher selten. Wir haben oft den Eindruck, daß die meisten Fälle von sexueller Gewalt solche durch Fremde sind, weil darüber in aller Ausführlichkeit in den Zeitungen berichtet wird. In der Realität aber ist das Risiko höher, daß die Mädchen und Jungen im Verwandten- und Freundeskreis sexuell ausgebeutet werden.

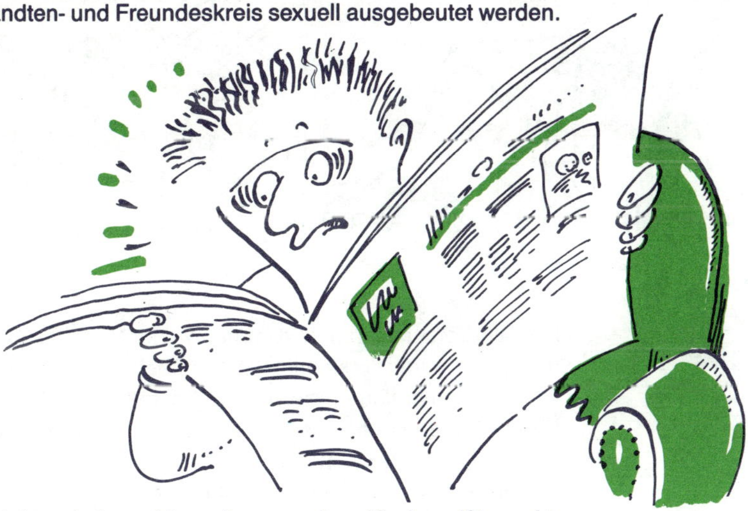

Man sieht es keinem Menschen an, ob er Kinder mißbraucht. Oft ist der Täter ein Mann mit tadellosem Ruf und gilt als guter Ehemann und Vater. Vielleicht ist er religiös oder politisch aktiv, beruflich erfolgreich oder er engagiert sich besonders für Kinder, ein Mann, dem niemand zutrauen würde, daß er sich an Mädchen und/oder Jungen vergreift.

Viele Leute vermuten, der sexuelle Mißbrauch sei für den Täter ein „einmaliger Ausrutscher". Aber der Täter handelt in den seltensten Fällen spontan. Vielmehr plant und organisiert er ganz bewußt Gelegenheiten, um sich Mädchen und Jungen zu nähern. Manche Mißbraucher suchen sich eigens einen erzieherischen Beruf oder eine entsprechende Freizeitbeschäftigung, um an ihre Opfer zu kommen. Dabei mißbrauchen sie meist nicht nur ein Kind, sondern mehrere, entweder gleichzeitig oder in Folge.

Der sexuelle Mißbrauch kann über lange Zeit andauern, besonders wenn er in der Familie stattfindet. Manche Mädchen und Jungen werden über viele Jahre hinweg mißbraucht, wobei sich meist der Grad der Gewalttätigkeit und die Intensität der sexuellen Übergriffe steigert.

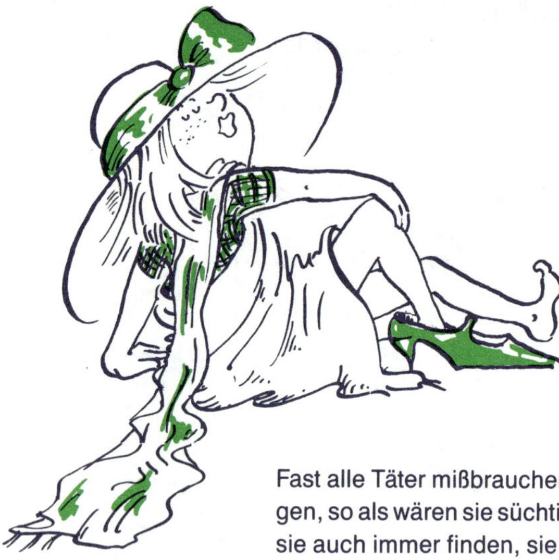

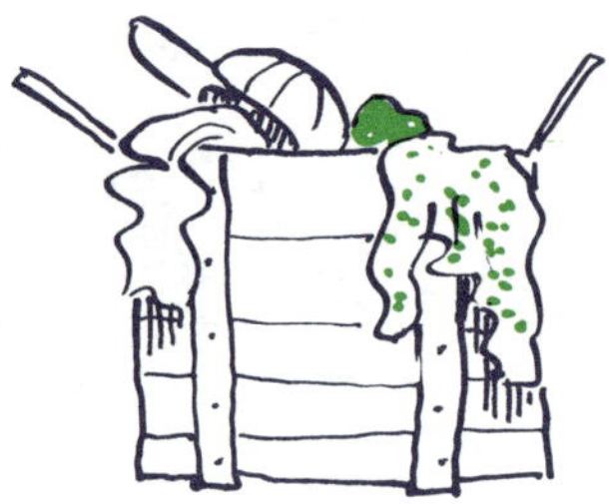

Fast alle Täter mißbrauchen immer wieder Mädchen und Jungen, so als wären sie süchtig danach. Gleich welche Ausreden sie auch immer finden, sie sind voll verantwortlich für ihr Tun. **Kinder tragen niemals die Verantwortung für einen sexuellen Übergriff.** Oft wird behauptet, Mädchen „verführten" oder „provozierten" den Täter. Das ist falsch. Manchmal machen kleine Mädchen Rollenspiele: Sie spielen „große Frau", verkleiden sich und sagen vielleicht: *„Ich will einen Kuß, so einen richtigen, wie im Film!"* Dies ist keine Aufforderung zur Sexualität. Der Erwachsene muß die Grenzen ziehen, er kann abschätzen, was ein Kind nicht absehen und verantworten kann. Dies wird deutlich an einem Beispiel:

Ein kleiner Junge sagt zu seinem Vater: ,,Komm, wir machen einen Boxkampf, aber nicht gespielt, einen richtigen Boxkampf!" Vater sagt: ,,Okay!" und verpaßt dem Kleinen einen Kinnhaken, sodaß dieser ohnmächtig zu Boden fällt. Und was meint der Vater: ,,Er hat es doch so gewollt, er hat mich provoziert!"

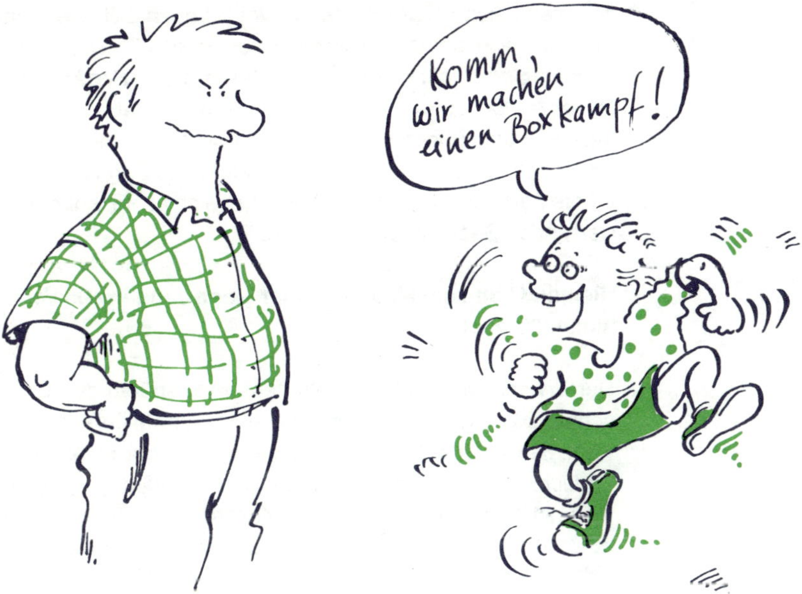

Natürlich ist der kleine Junge nicht schuld an diesem Vorfall, und natürlich ist kein Kind schuld an einem sexuellen Mißbrauch.

Mädchen und Jungen phantasieren oder erlügen auch keine sexuellen Übergriffe. ,,Kinder haben so viel Phantasie", heißt es und das stimmt. Sie haben Phantasie für Zauberer, Hexen und Gespenster, aber einen sexuellen Mißbrauch erfinden sie nicht. Eher leugnen Kinder einen Mißbrauch, um eine geliebte Person zu schützen als daß sie ihn erfinden.

Wenn Mädchen oder Jungen von sexuellen Übergriffen berichten, so ist sicher, daß sie einen sexuellen Mißbrauch erlebt haben.

Liebe Mütter, liebe Väter,

nachdem Sie die letzten Abschnitte gelesen haben, sind Sie vielleicht betroffen, wütend, ängstlich, verunsichert. Vor allem die Väter fragen sich vielleicht: *„Darf ich jetzt meine Tochter nicht mehr baden?" „Darf ich mit meinem Sohn nicht knuddeln oder ihn bei mir im Bett kuscheln lassen?"* Doch, Sie dürfen, denn Zärtlichkeit ist lebensnotwendig und macht Eltern wie Kindern Freude. Aber achten Sie genau auf die Reaktion Ihrer Tochter oder Ihres Sohnes: Gefällt ihr die Zärtlichkeit wirklich? Wendet er sich ab, macht ein abweisendes Gesicht? Das heißt STOP!

Niemand kann ein Mädchen oder einen Jungen aus Versehen mißbrauchen.

Der Erwachsene und das betroffene Kind spüren den Unterschied zwischen Zärtlichkeit und sexuellem Mißbrauch sehr wohl. Sexueller Mißbrauch beginnt dort, wo der Erwachsene Zärtlichkeit benutzt zur Anregung oder Befriedigung seiner Sexualität, wo versucht wird, ein Mädchen oder einen Jungen zu Zärtlichkeiten zu überreden oder zu nötigen, wo Geheimhaltung eingefordert wird, wo das Kind sich nicht mehr wohl und geborgen, sondern bedrängt und benutzt fühlt.
Mädchen und Jungen sind sexuelle Wesen und haben sexuelle Bedürfnisse. Es ist völlig natürlich, daß sie diesen mit Gleichaltrigen nachgehen wollen in Form von Doktorspielen, Schmusen, Streicheln oder Nacktsein; sie sind interessiert an ihrem eigenen Körper und dem anderer Kinder und Erwachsener.

Aber: Mädchen und Jungen wollen geliebt und akzeptiert, sie wollen nicht mißbraucht werden.

Warum macht einer sowas?

Ursachen sexuellen Mißbrauchs

Es gibt keine leichte oder einfache Antwort auf die Frage, warum ein Mensch ein Kind mißbraucht. Häufig gelten Täter als krank oder es wird angenommen, daß sie Mädchen und Jungen sexuell mißbrauchen, weil sie keine befriedigenden sexuellen Beziehungen haben. Dies sind in der Regel aber nicht die Ursachen für einen sexuellen Mißbrauch.

Man kann davon ausgehen, daß es sich um ein Zusammentreffen verschiedener Ursachen und Bedingungen handelt, die erst neuerdings näher untersucht werden. Deshalb gibt es verschiedene Erklärungsansätze, die unterschiedliche Aspekte betonen.

Viele Fachfrauen und Fachmänner heben hervor, daß die Ungleichheit im Geschlechterverhältnis in unserer Gesellschaft erst die Voraussetzungen dafür schafft, daß und auf welche Weise Frauen, Mädchen und Jungen sexueller Gewalt ausgesetzt sind.

Sie gehen von der Erfahrung aus, daß Täter meist unauffällige, scheinbar nicht von der Norm abweichende Männer sind, die jeder Berufsgruppe und jeder sozialen Schicht angehören können. Mißbraucher handeln nicht aus einem „sexuellen Notstand" heraus, häufig haben sie sexuelle Kontakte zu erwachsenen Frauen, denn dem Täter geht es beim sexuellen Mißbrauch nicht in erster Linie um sexuelle Befriedigung. Es geht um den Mißbrauch von Macht durch die sexuelle Gewalt. Die Sexualität wird als Mittel, sozusagen als „Waffe" benutzt, um Macht auszuüben. Sexueller Mißbrauch ist nicht eine gewalttätige Form von Sexualität, sondern eine sexuelle Form von Gewalttätigkeit.

Beim sexuellen Mißbrauch benutzt der ,,Machtvolle" seine Überlegenheit, um dem ,,Machtlosen" Gewalt anzutun. Wo eine Person oder Gruppe viel mehr Macht hat als eine andere, ist auch immer das Risiko gegeben, daß diese Macht mißbraucht wird. In unserer Gesellschaft haben Männer mehr Macht als Frauen und Erwachsene insgesamt mehr Macht als Kinder, wobei das Machtgefälle am größten ist zwischen Männern und Mädchen. Dieses Machtgefälle ist ein bestimmender Faktor für das besonders große Ausmaß sexueller Gewalt, die den Lebensalltag von Mädchen prägt, besonders wenn Männer meinen, sie hätten das alleinige ,,Sagen" und Frauen und Kinder müßten sich ihrem Willen unterordnen. Manche Männer gehen dann so weit, daß sie Frauen und Kinder als benutzbaren Besitz — auch in sexueller Hinsicht — betrachten und daraus ein Recht für sich ableiten, sie auch sexuell ausbeuten zu dürfen.

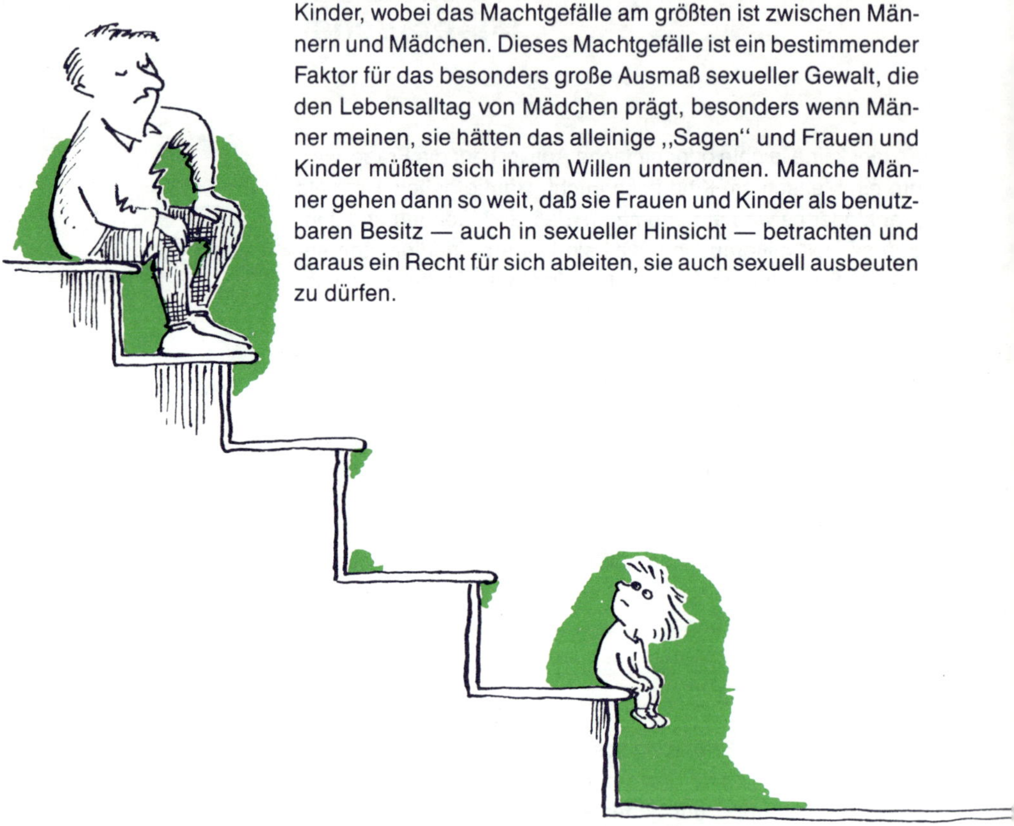

Gefördert wird eine solche Einstellung durch die in unserer Gesellschaft immer noch herrschenden Frauen- und Männerleitbilder, wie sie auch in Zeitschriften, Werbung, Filmen usw. vermittelt werden. Der männliche ,,Eroberer", der sich einfach nimmt, was er will, ist immer noch ein Männlichkeitsideal, nicht nur in Abenteuerfilmen. Für häufig wechselnde Sexualkontakte, besonders auch zu jüngeren Frauen (,,Kindfrauen"), wird er bewundert, er gilt als ,,toller Hecht, der nichts anbrennen läßt".

Wenn eine Frau hingegen „Nein“ sagt, so heißt es oft, will sie erobert werden, eigentlich meint sie „Ja“. Gewalttätiges Verhalten wird entschuldigt, indem behauptet wird, Männer hätten eben stärkere sexuelle Bedürfnisse und Aggression läge in ihrer Natur.

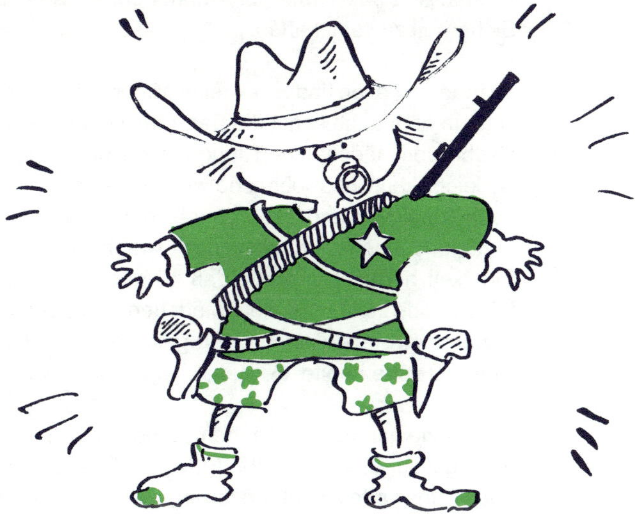

Schon als kleine Jungen erleben Männer am Vorbild ihrer Umwelt ihre Vormachtstellung. Überlegenheit, Stärke und Durchsetzung ihres Willens werden ihnen zugestanden und von ihnen erwartet. Wer aber in der Überzeugung aufwächst, mehr Rechte als andere zu haben, fühlt sich später eher ermutigt, sein vermeintliches Recht auch mit Gewalt einzufordern.
Einige Fachleute weisen auch darauf hin, daß der sexuelle Mißbrauch mit Kindheitserfahrungen zu tun haben kann. Viele mißbrauchende Erwachsene haben als Kinder selbst Erfahrungen mangelnder Zuwendung, körperlicher oder sexueller Gewalt gemacht. Sie haben gelernt, daß sie Sexualität anstelle von Zuwendung und Anerkennung erhalten haben und setzen diese Erfahrung dann gewaltsam bei ihren Kindern fort.
Besonders Jungen, die selbst mißbraucht wurden, versuchen, Gefühle von Ohnmacht und Hilflosigkeit zu unterdrücken, indem sie ihrerseits mißbrauchen, weil die Opferrolle für viele Jungen nicht in das männliche Selbstbild, das ihnen vorgelebt wird, paßt.

Manche Täter werden von Fachkräften des Kinderschutzes als Menschen beschrieben, die sich nicht als selbstbestimmte und machtvolle Persönlichkeit erleben und deren Beziehungen zu Erwachsenen eher geprägt sind durch Angst und Abhängigkeit. Über die Ausbeutung der Mädchen und Jungen suchen sie sich Gefühle von Überlegenheit, Befriedigung und Sicherheit zu verschaffen.

In anderen Fällen findet sexueller Mißbrauch in einem Umfeld statt, in dem auch sonst die Bedürfnisse und eigenständigen Rechte von Mädchen und Jungen nicht geachtet werden. Nur zu leicht kann das lebensnotwendige Bedürfnis der Kinder nach Zuneigung und Geborgenheit benutzt werden für die Befriedigung eigener Wünsche der Erwachsenen.
Einigkeit herrscht darüber, daß zu den Ursachen sexuellen Mißbrauchs zählt, daß viele Mädchen und Jungen durch die Erziehung, die sie erfahren, regelrecht zu Opfern gemacht werden (siehe Kapitel 6).

Die Suche nach den Ursachen sexuellen Mißbrauchs an Kindern gleicht einem Puzzle. Einzelne Teile ergeben für sich noch keine umfassende Erklärung. Setzt man sie aber zusammen, so wird das Bild deutlicher.

Unser kleines Geheimnis...

Die Gefühle des Kindes

Der Täter gestaltet den Übergang von Zärtlichkeiten, die das Kind mag, zum Mißbrauch oft fließend. Die Mädchen und Jungen spüren, daß etwas nicht stimmt, sind verwirrt und bestürzt, glauben aber, sich geirrt zu haben, hoffen, dieses seltsame Verhalten des Erwachsenen hört bald auf. Meist wagen sie nicht, sich zu wehren, weil sie vielleicht den Täter lieben, weil sie ihm vertrauen, weil sie gelernt haben, zu gehorchen. Aber jedes Kind sendet in dieser Situation Signale des Unwillens und der Abwehr aus.

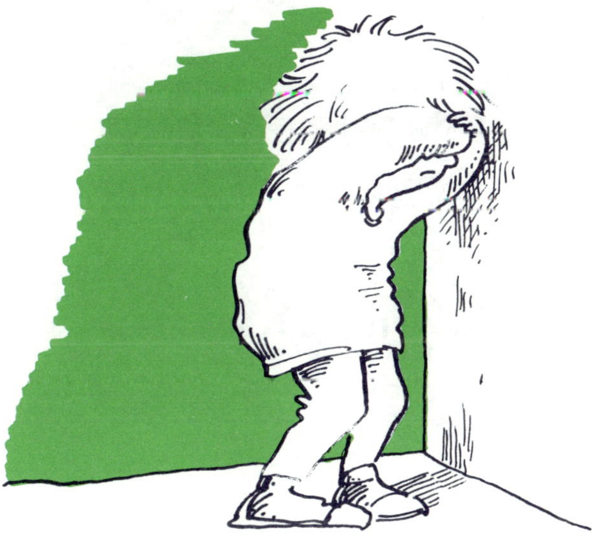

Geht der sexuelle Mißbrauch weiter, nehmen Angst und Widerwillen zu. Der Täter redet dem Kind Schuldgefühle ein. Er sagt vielleicht:
„Du willst das doch auch! Du hast dich nicht gewehrt!“

Viele Mädchen und Jungen haben gelernt, daß Erwachsene immer recht haben und so suchen sie die Schuld bei sich: *,,Was habe ich falsch gemacht, daß er sowas mit mir macht?"*

Die Mädchen und Jungen schämen sich, weil sie glauben, schmutzig zu sein. Auch dieses Gefühl erzeugt der Täter. Mit der Zeit verlieren die Kinder das Vertrauen in andere Menschen, sie sind immer auf der Hut, immer mißtrauisch. Aber sie verlieren auch das Vertrauen in sich selbst, denn sie zweifeln oft an ihrer eigenen Wahrnehmung. Der Täter sagt:
,,Das ist schön, was wir machen." Das Kind fühlt:
,,Es ist eklig und tut weh." Da das Kind abhängig ist vom Erwachsenen, ist es gezwungen, ihm zu glauben und denkt:
,,Er hat recht und ich spinne."

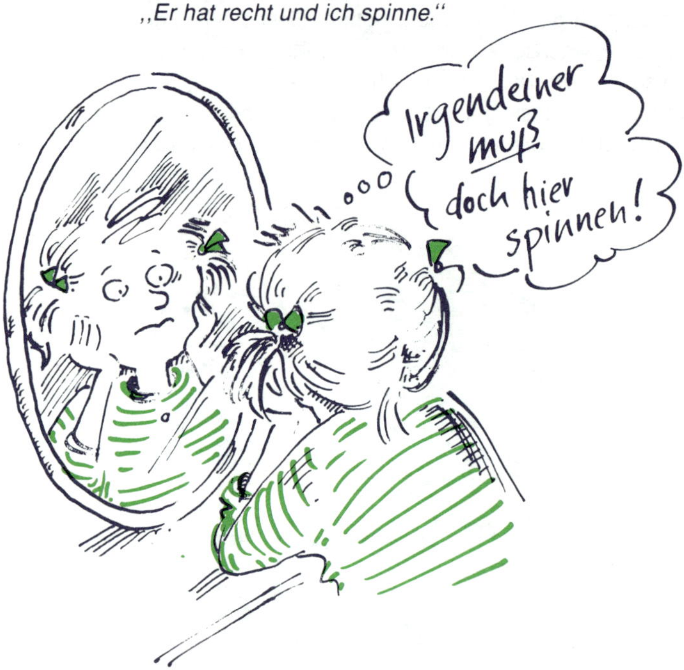

Oft sind betroffene Mädchen und Jungen ganz hin- und hergerissen in ihren Gefühlen. Sie bekommen vom Täter auch Aufmerksamkeit, er unternimmt viel mit ihnen, macht Geschenke oder widmet ihnen Zeit. Sie mögen es, verwöhnt zu werden, und verabscheuen gleichzeitig die sexuellen Übergriffe, glauben aber, damit für die Zuwendung ,,bezahlen" zu müssen.

Das Mädchen oder der Junge lebt in ständiger Angst und Unsicherheit, fühlt sich hilflos und ohnmächtig den entsetzlichen Übergriffen ausgeliefert und glaubt noch, selbst dran schuld zu sein. In dieser Situation versucht der Täter, das Kind mit allen Mitteln zu hindern, sich jemandem anzuvertrauen.

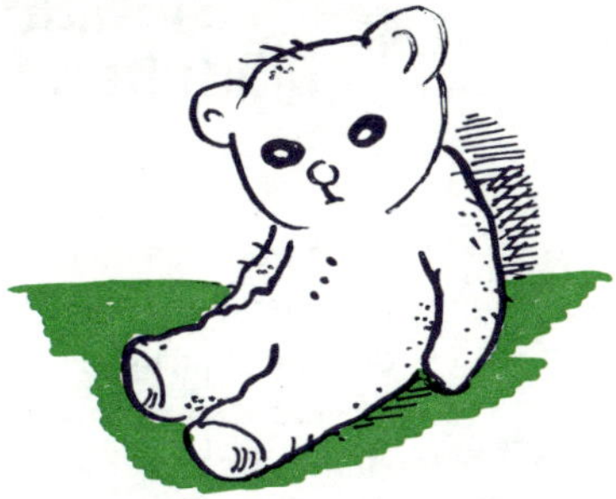

Er erpreßt mit Liebe und Zuneigung:
„Du hast mich doch lieb. Wenn du was sagst, werde ich krank,... bin ich ganz traurig,... komme ich ins Gefängnis."
Er entfremdet das Mädchen oder den Jungen von seinen engsten Vertrauenspersonen:
„Wenn du was sagst, hat der Papa dich nicht mehr lieb,... kommst du ins Heim,... stirbt die Mama vor Kummer."
Er macht noch mehr Schuldgefühle:
„Wenn du was sagst, denken alle schlecht von dir, niemand will mit dir etwas zu tun haben. Alle werden denken, du lügst."
Er bedroht:
„Wenn du was sagst, schlag ich dich tot."
Er macht Angst:
„Wenn du was sagst, bring ich dein Meerschweinchen um."

Der Zwang, das schreckliche Geheimnis zu wahren, belastet betroffene Kinder in höchstem Maß. Wenn hinzukommt, daß im Umfeld der Mädchen und Jungen, z.B. im Kindergarten, in der Schule oder in der Familie nicht angemessen über Sexualität, Gewalt oder gar sexuelle Gewalt gesprochen wird, glauben viele betroffene Mädchen und Jungen, sie seien die einzigen, denen sexuelle Gewalt widerfährt. Sie fühlen sich einsam und allein, von aller Welt im Stich gelassen. Und wenn sie trotz allem den Mut aufbringen, etwas zu sagen oder anzudeuten, wird ihnen oft nicht geglaubt.

Merkt man das dem Kind denn nicht an?

Signale betroffener Mädchen und Jungen

Auch wenn die meisten Mädchen und Jungen nicht wagen, offen über den sexuellen Mißbrauch zu reden, so teilen sie sich dennoch mit, um diese unerträgliche Situation zu beenden. Ihre verdeckten Hinweise sind aber für Dritte oft schwer verständlich.

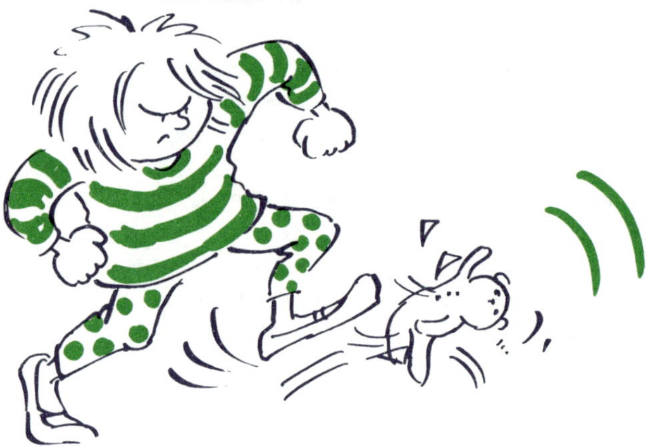

Ein Anzeichen für sexuellen Mißbrauch kann sein, daß sich das Verhalten eines Kindes ändert, ohne daß ein Grund ersichtlich ist. Vielleicht ist sie oder er auf einmal verschlossen und bedrückt, zieht sich zurück, erzählt nicht mehr unbefangen von alltäglichen Erlebnissen. Oder aber das Kind ist plötzlich übernervös und unruhig, zeigt vielleicht ein unübliches aggressives Verhalten. Manche Mädchen und Jungen spielen nach, worüber sie nicht reden dürfen, oder benutzen eine auffällig sexuelle Sprache. Mag sein, das Kind meidet plötzlich bestimmte Orte, Situationen oder Personen. Man hat das Gefühl:

„Was ist bloß mit ihr los, so war sie doch sonst nicht."

„Irgendwas stimmt mit ihm nicht, so kenne ich ihn ja gar nicht."

Diese Verhaltensänderungen können immer auch verschiedene andere Gründe haben, die ernstzunehmen und wichtig sind, die Ursache kann aber auch ein sexueller Mißbrauch sein.

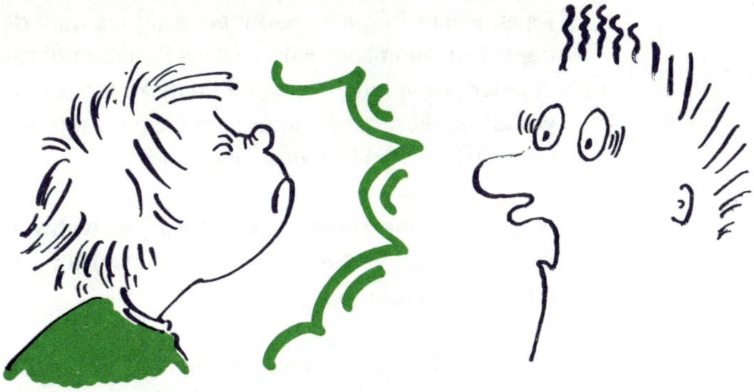

Manche Mädchen und Jungen versuchen sich langsam und vorsichtig an ein Gespräch heranzutasten. Sie machen Andeutungen, die wir auf Anhieb nicht verstehen und sagen vielleicht:

„Der Herr Soundso ist blöd"

oder

„Ich will nicht mehr mit dem Opa spielen"

oder

„Ich geh' aber nicht mehr zu Frau Soundso zur Nachhilfe."

Ist die Antwort:

„Jetzt werd' nicht frech, Herr Soundso ist sehr nett"

oder

„Mach dem Opa doch die Freude, er hat dich so gern"

oder

„Du willst doch gute Noten haben und dafür ist die Nachhilfe wichtig"

wird das Kind natürlich nicht weitererzählen. Es glaubt jetzt sogar, die Eltern seien mit den schlimmen Dingen, die Herr Soundso, der Opa oder die Nachhilfelehrerin machen, einverstanden.

Fragen die Eltern dagegen interessiert nach?

„Warum findest du Herrn Soundso denn blöd?"

„Was spielst du denn mit Opa?"

„Was macht denn die Nachhilfelehrerin?"

hat das Mädchen oder der Junge eine Chance, das Geheimnis preiszugeben.

Jedes Kind versucht, den sexuellen Mißbrauch zu verhindern.

Es ist vielleicht ganz besonders artig, es geht dem Täter aus dem Weg, nimmt den Hund mit ins Bett, bemüht sich, nicht aufzufallen, es versucht, sich durch dicke Kleidung zu schützen, verbarrikadiert die Zimmertür mit Spielzeug, schläft bei den Geschwistern im Bett und, und, und.

Alle betroffenen Mädchen und Jungen wehren sich mit den ihnen zur Verfügung stehenden Mitteln gegen den sexuellen Mißbrauch.

Wenn der Täter sich nicht abschrecken läßt, bleibt nur die Hoffnung, daß einem Erwachsenen in der Umgebung dieses Verhalten auffällt und er oder sie den stummen Botschaften des Kindes nachgeht.

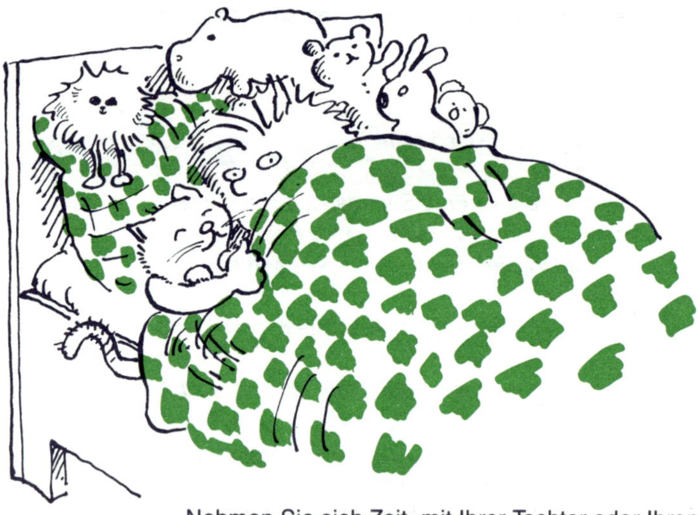

Also:

Nehmen Sie sich Zeit, mit Ihrer Tochter oder Ihrem Sohn über alle Erlebnisse zu reden. Seien Sie offen und interessiert und hören Sie genau hin. Sprechen Sie an, wenn Ihnen etwas auffällt, ohne Vorwürfe zu machen. Drängen Sie dem Kind nicht Ihre Meinung auf, sondern lassen Sie es eigene Eindrücke und Einschätzungen äußern. Und vertrauen Sie Ihrem Gefühl, wenn Sie meinen, mit Ihrem Kind stimmt etwas nicht.

Doch nicht bei uns...

Sexueller Mißbrauch in der Familie

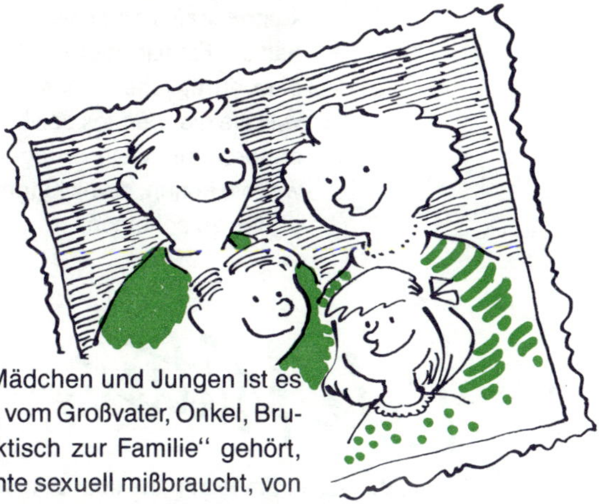

So unfaßbar es scheint, für viele Mädchen und Jungen ist es Wirklichkeit: Sie werden vom Vater, vom Großvater, Onkel, Bruder, vom guten Freund, der „praktisch zur Familie" gehört, manchmal von der Mutter oder Tante sexuell mißbraucht, von Menschen, denen sie vertrauen, die sie lieben, von denen sie existentiell abhängig sind. Dort, wo sie ganz besonders Geborgenheit und Sicherheit erhalten sollten, in den eigenen vier Wänden, in ihrem Kinderzimmer, im Bad oder im Bett sind sie der Gewalt ausgeliefert.

Für viele betroffene Mädchen und Jungen beginnt der sexuelle Mißbrauch durch Familienangehörige besonders früh, manchmal schon im Säuglings- und Kleinkindesalter. Der Täter versteckt die Übergriffe oft im Spiel, in der Pflege oder in körperlichen Untersuchungen. Er fädelt solche „Spiele" so raffiniert ein, daß das Kind vollkommen verwirrt ist, an der eigenen Wahrnehmung zweifelt und schweigend leidet.

Gerade ein Familienangehöriger hat viele Möglichkeiten, sich das Schweigen des Mädchens oder Jungen zu sichern, indem er die Liebe und Abhängigkeit ausnutzt. Er kennt alle Vorlieben, Schwächen und Bedürfnisse des Kindes und kann es damit erpressen. Zum Beispiel:

„Wenn du was sagst, komme ich ins Gefängnis, deine Geschwister und du, ihr kommt ins Heim, dann müssen wir deinen Hund einschläfern lassen, die Mama ist allein und hat kein Geld und du bist schuld!“

Diese Vorstellung ist unerträglich für ein Kind und so suchen Mädchen und Jungen oft die Schuld bei sich selbst oder glauben gezwungenermaßen den Ausreden der Täter. Hinzu kommt, daß sie sich verantwortlich fühlen für den Zusammenhalt der Familie, das Wohlergehen der Eltern und Geschwister, eine erträgliche Atmosphäre in der Familie. Sie schweigen, weil sie glauben, es sei ihre Schuld, wenn die Familie auseinanderbricht. Viele ertragen den sexuellen Mißbrauch auch, weil sie hoffen, damit jüngere Geschwister vor sexuellen Übergriffen zu schützen.

liebe Mütter,

Vielleicht sagen Sie jetzt ganz spontan:
„Und die Mutter? Die muß doch wissen, wenn sowas in der Familie passiert. Ich würde es jedenfalls sofort merken.“
Schnell gesagt, aber versetzen wir uns einmal in die Lage einer Mutter, deren Mann das eigene Kind mißbraucht:
Der Täter weiß, daß es für ihn gefährlich wird, wenn sich das Mädchen oder der Junge der Mutter anvertraut. Also versucht er systematisch, einen Keil zwischen Mutter und Kind zu treiben, indem er beispielsweise sagt:

„Die Mama hat dich nicht lieb, du hast nur mich. Sie wird dir sehr böse sein, wenn du was sagst. Sie glaubt dir nicht oder denkt, du bist schlecht und verlogen.“
Oder:
„Die Mama wird sehr traurig sein, wenn sie das erfährt. Sie wird weinen, vielleicht wird sie krank und stirbt.“

Also versucht das Kind, die Mutter nichts merken zu lassen, um ihr Kummer zu ersparen. Vielleicht spürt sie, daß mit der Tochter oder dem Sohn etwas nicht stimmt, daß sie/er bedrückt ist, sich vor ihr verschließt. Aber die Möglichkeit eines sexuellen Mißbrauchs — gar in der eigenen Familie — kommt ihr nicht in den Sinn. Mag sein, das Kind ist in einer Trotzphase, hat Entwicklungsstörungen, so erklärt sie sich dieses Verhalten. Wer denkt schon daran, daß ein geliebter und vertrauter Mensch, den man in- und auswendig zu kennen glaubt, dem Kind so etwas Schreckliches antut?

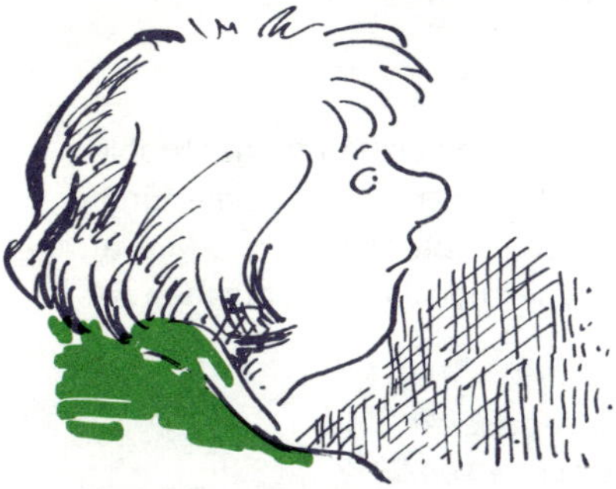

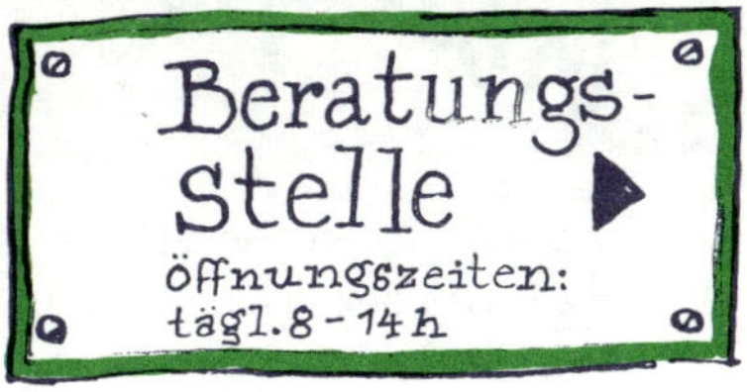

Selbst wenn Mütter den Mißbrauch erahnen oder davon erfahren, ist der Gedanke so unfaßbar, daß sie es oft nicht glauben können. Eine Mutter in dieser Situation befindet sich in einem Schockzustand, sie ist im höchsten Grade verletzt und betrogen. Sie braucht sehr viel Unterstützung und Rückenstärkung, um diese Kränkung zu überwinden und der Verantwortung, die sie für ihr Kind hat, gerecht zu werden.

Die Tatsache, daß man als Mutter vielleicht nicht merkt, wenn ein Familienangehöriger mißbraucht, macht unsicher. Am liebsten möchte man sofort sagen: *„Ach Unsinn, bei uns kommt sowas jedenfalls nicht vor!"*
Oft stimmt das auch, aber es kann auch anders ein. Das heißt nicht, daß Sie als Mutter jetzt ständig Ihrem Mann, Vater oder Bruder Mißtrauen entgegenbringen müßten. Vertrauen ist in einer Familie, in einer Partnerschaft unentbehrlich.

Aber vertrauen Sie auch sich selbst, folgen Sie Ihrem Gefühl, wenn Sie glauben, irgendetwas stimmt nicht. Lassen Sie sich von niemandem Ihre eigene Wahrnehmung ausreden, glauben Sie nicht blind demjenigen, der Ihnen vielleicht sagt, Sie seien hysterisch, Sie bildeten sich etwas ein. Wenn der vertrauensvolle Kontakt zu Ihrem Kind sich so verschlechtert, daß Sie sich dabei unwohl fühlen, muß die Ursache nicht ein sexueller Mißbrauch sein, vielleicht hat Ihr Kind auch anderen Kummer.

Wenden Sie sich an eine Beratungsstelle, sprechen Sie darüber, Sie haben ein Recht auf Unterstützung und Hilfe.

Liebe Väter,

Vielleicht fühlen Sie sich als Vater in der Auseinandersetzung mit der Problematik des sexuellen Mißbrauchs unwohl, regelrecht angegriffen oder fürchten, von Frauen in Ihrer Umgebung argwöhnisch beobachtet zu werden. Mag sein, Sie sind auch unsicher, wie Sie mit Mädchen und Jungen umgehen sollen. Viele Väter werden sich fragen:

„Darf ich genau wie bisher mit meiner Tochter baden?!"
„Ist es richtig, mit meinem kleinen Sohn zu schmusen?!"
„Wird es am Ende falsch verstanden, wenn ich mich viel mit meinen Kindern beschäftige?"

Diese Unsicherheiten sind verständlich, sie sollten allerdings nicht dazu führen, daß Väter den liebevollen und fürsorglichen Kontakt mit ihren Töchtern und Söhnen einschränken oder sich gar aus der Erziehung der Kinder heraushalten. Oft wirken sich solche Unsicherheiten sogar sehr positiv aus, weil sie zu einer aktiven Auseinandersetzung mit dem Problem führen.

Es ist wichtig und richtig, daß Sie sich von der Geburt Ihres Kindes an genauso wie die Mutter an der Pflege und Fürsorge beteiligen und es mit väterlicher Zärtlichkeit und Liebe umsorgen. Ja, schon vor der Geburt sollten Sie sich aktiv auf Ihre Rolle als Vater vorbereiten. Abgesehen davon, daß die Beschäftigung mit Kindern eine Bereicherung ist, lernen Sie so die Bedürfnisse und Befindlichkeiten Ihrer Töchter und Söhne von Anfang an richtig kennen. Dies hilft Ihnen auch zu erkennen und damit umzugehen, wenn Ihr Kind Opfer sexuellen Mißbrauchs geworden ist.

Im Körperkontakt mit einem Mädchen oder Jungen gilt für Sie als Vater das gleiche wie für alle Erwachsenen: Achten Sie genau auf Ihre eigenen Empfindungen und auf die Reaktionen des Kindes. Das heißt:

Wenn es Ihnen beispielsweise komisch ist, mit Ihrer Tochter oder Ihrem Sohn zu baden, weil Sie sexuelle Gefühle befürchten oder spüren, sollten Sie für sich selbst und damit auch für Ihr Kind die Grenze ziehen.
Die Verantwortung liegt bei Ihnen.

Falls Sie schon einmal die Erfahrung gemacht haben, sich zu Kindern sexuell hingezogen zu fühlen, können und müssen Sie verantwortlich handeln. Sie sollten wissen, daß Sie Mädchen und Jungen mit solchen Gefühlen auf jeden Fall schaden. In diesem Fall sollten Sie unbedingt fachliche Hilfe bei einer Beratungsstelle einholen.

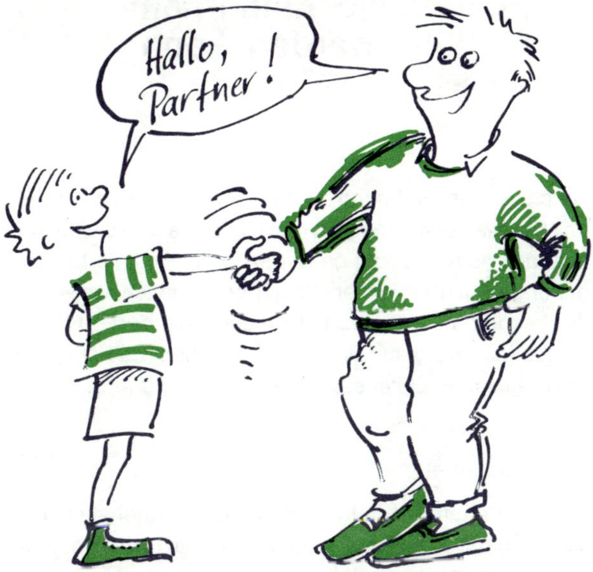

Auf die Reaktionen des Kindes achten, bedeutet: Akzeptieren Sie sofort, wenn das Mädchen oder der Junge bei einem körperlichen Kontakt Unbehagen oder Abwehr äußert. Viele Kinder tun dies nicht lautstark, sondern zurückhaltend, denn sie wollen den Erwachsenen nicht vor den Kopf stoßen. Deshalb sollten Sie auch auf kleinste Zeichen, wie Abwenden, das Gesicht verziehen, den Körper steif machen u.a. Rücksicht nehmen. Ihre Tochter oder Ihr Sohn kann sich leichter äußern, wenn Sie von Anfang an ein offenes, partnerschaftliches Verhältnis fördern, in dem das Kind alle Gefühle zeigen kann, ohne befürchten zu müssen, daß Sie enttäuscht oder ungehalten sind.

Für einen verantwortungsbewußten Vater ist es unerläßlich, daß er seine Rolle als Mann überdenkt, indem er das Gespräch mit anderen Männern und die aktive Auseinandersetzung mit Frauen sucht. Wenn Sie zudem die Gefühlsäußerungen der Kinder akzeptieren — auch wenn dies manchmal anstrengend ist — und ein gleichberechtigtes und partnerschaftliches Verhältnis zu Frauen, Mädchen und Jungen, innerhalb und außerhalb der Familie pflegen, leisten Sie Ihren notwendigen Beitrag zur Vorbeugung gegen sexuelle Gewalt.

Nun gib der Oma doch ein Küßchen...

Eine Erziehung, die gefährlich werden kann

Durch die Beschäftigung mit dem Thema der sexuellen Gewalt an Mädchen und Jungen in den letzten Jahren stellte sich heraus, daß es notwendig geworden ist, bestimmte Erziehungshaltungen zu überdenken. So gibt es Verhaltensweisen von Erwachsenen im Umgang mit Kindern, die deren Hilflosigkeit verstärken und damit die Gefahr erhöhen, daß ein Mädchen oder ein Junge Opfer sexueller Ausbeutung wird.

Einige Beispiele:

Viele Mädchen und Jungen werden dazu angehalten, Erwachsenen immer zu gehorchen. Sie lernen nicht, auch mal Nein zu sagen, den eigenen Willen zu behaupten. So glauben sie, auch dem Mißbraucher gehorchen zu müssen.

Oft werden Mädchen und Jungen von Fremden, Bekannten und Verwandten berührt, gestreichelt, auf den Arm genommen oder liebkost, obwohl sie dies nicht wollen.

Sogar auf der Straße oder im Laden, passiert es Eltern, daß Leute ihr Kind ,,ach wie süß" finden und anfassen.

Aber vor allem auch Verwandte umarmen und küssen die Mädchen und Jungen, ohne zu fragen, ob sie das mögen. Oft mögen sie es nämlich nicht. Ihre körperliche Selbstbestimmung, ihr Recht, über den Austausch von Zärtlichkeiten selbst zu bestimmen, wird nicht akzeptiert. Im Gegenteil, ihre Abwehr stößt auf Kritik: Die Oma sagt dann, sie ist sooo traurig, daß sie kein Küßchen kriegt und der Opa droht, die Schokolade wieder mitzunehmen, weil das Kind ,,nicht nett" ist.

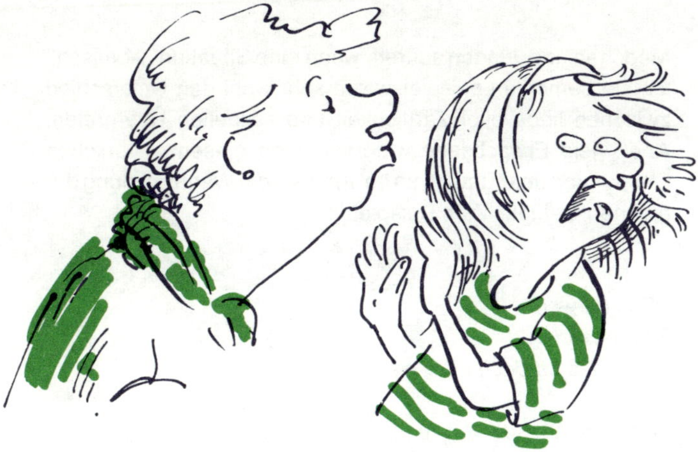

Die Mädchen und Jungen lernen daraus:
„An meinen Körper darf wohl jeder dran. Wenn ich mich wehre, kriege ich nur Ärger."

Viele Erwachsene, auch Mütter und Väter, vergessen manchmal, daß Kinder auch eine Privatsphäre haben, und verlangen von ihnen Dinge, die sie sich selbst nie gefallen lassen würden. Oder fänden Sie es angenehm, wenn Sie durch die Stadt gingen und da käme jemand, der ist viermal so groß wie Sie und hat riesige Hände — und der wollte Sie streicheln?!

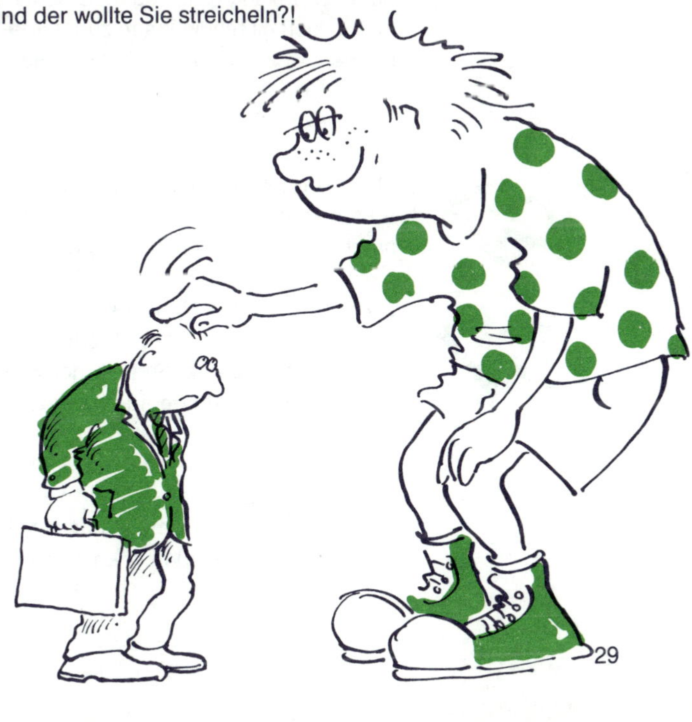

Mädchen und Jungen spüren, wenn eine Situation „komisch“ ist, sie bemerken beispielsweise sehr wohl den Unterschied zwischen liebevoller Zärtlichkeit und sexuellen Übergriffen. Aber viele Erwachsene widersprechen diesem natürlichen Gespür und untergraben so bei Kindern die Wahrnehmung der eigenen Gefühle. Zum Beispiel:

Kind:
„Das tut weh!“
Erwachsener:
„Ach, das tut doch nicht weh!“
Kind:
„Ich hab' Angst!“
Erwachsener:
„Du brauchst keine Angst zu haben. Stell dich nicht so an!“
So verlernen Mädchen und Jungen, ihren eigenen Gefühlen zu vertrauen. Ein wichtiges Warnsignal, das „ungute Gefühl“, fällt weg.

In vielen Familien ist es nicht üblich, über Sexualität zu sprechen. Die Mädchen und Jungen erhalten keine altersgemäße Sexualaufklärung. Ein Täter kann so ihre Unwissenheit und natürliche Neugier für seine Zwecke ausnutzen. Die Kinder trauen sich nicht, die ihnen zugefügte sexuelle Gewalt zu benennen, weil ihnen Ausdrücke für Geschlechtsorgane und sexuelle Praktiken fehlen oder weil sie es nicht gewohnt sind, über Sexualität zu sprechen.

Manche Mädchen und Jungen bekommen zu Hause zu wenig Aufmerksamkeit, Zuneigung und Zärtlichkeit. Der Täter benutzt ihr Bedürfnis nach Nähe für sexuelle Übergriffe.

In der Regel leben Mädchen und Jungen in einer großen Abhängigkeit von den Eltern. Sie haben weniger oft vertrauensvolle Beziehungen außerhalb der Familie. Aber viele Kinder wollen oder können gerade ihren Eltern nicht von einem sexuellem Mißbrauch erzählen, nicht nur weil der Täter vielleicht aus der Familie kommt oder ein Mensch ist, den Mutter und Vater sehr schätzen, sondern auch weil die Mädchen und Jungen ihren Eltern keinen Kummer machen wollen. Werden ihre Kontakte zu Vertrauenspersonen außerhalb der Familie eingeschränkt oder wird ihnen untersagt, weiterzuerzählen, was sie in ihrer Familie erleben, so wird betroffenen Mädchen und Jungen oftmals die Möglichkeit genommen, sich einer außenstehenden Person anzuvertrauen.

Zum Schluß ein besonders wichtiges Thema:

Kinder sind Mädchen und Jungen, und sie werden als solche auch immer unterschiedlich erzogen. Viele Erwachsene haben feste Vorstellungen, wie ein Mädchen zu einer „richtigen" Frau und ein Junge zu einem „richtigen" Mann werden soll, obwohl sich hier sicher in den letzten Jahrzehnten einiges geändert hat. Trotzdem: Von einem Mann wird in der Regel verlangt, daß er aktiv und durchsetzungsfähig ist, beherrscht von Verstand und Wille, weniger von Gefühlen. Er soll leistungsbewußt und erfolgsorientiert, sogar auch aggressiv sein.

Eine Frau hingegen, so heißt es, ist eher gefühlvoll, weich, sanft und nachgiebig. (Zumindest soll sie das sein, sonst ist sie „zickig".) Sie soll sich anpassen, unterordnen und für andere sorgen.

Um so zu werden, wird vielfach in der Erziehung der Mädchen Wert gelegt auf Anpassungsfähigkeit, Sanftheit, Folgsamkeit und Anhänglichkeit.

Jungen dagegen sollen sich durchsetzen, sich wehren, nicht weinerlich sein, keine Angst haben. Wenn sie aggressiv sind, wird dies eher hingenommen.

Diese Erziehung in Geschlechtsrollen schadet aber Mädchen und Jungen in unterschiedlicher Weise:
Mädchen, die dazu angehalten werden, lieb, brav, und anschmiegsam zu sein, sind sehr viel einfachere Opfer für Übergriffe, als die, die ermutigt werden, eigenwillig, selbstbewußt und durchsetzungskräftig zu sein.

Ein Junge, der Übergriffe erlebt, ist in dieser Situation hilflos, ohnmächtig und verängstigt. Er traut sich oft nicht davon zu erzählen, weil er glaubt, daß er als Junge sich hätte wehren müssen. Er darf Angst, Trauer und Schmerz nicht zeigen.

Und außerdem...

Der sexuelle Mißbrauch, so haben wir schon gehört, ist auch Ausdruck eines Machtgefälles zwischen Männern und Frauen. Eine herkömmliche geschlechtsspezifische Erziehung bewirkt, daß dieses Machtgefälle aufrechterhalten wird. Ein Geschlechterverhältnis, das nicht auf Respekt, gegenseitiger Wertschätzung und Gleichberechtigung beruht, trägt entscheidend dazu bei, daß Mädchen und Jungen — und auch Frauen — sexueller Gewalt ausgesetzt sind.

Als Erwachsene haben wir grundsätzlich Macht über Kinder. Diese Tatsache macht uns in besonderer Weise verantwortlich für das Wohlergehen von Mädchen und Jungen.

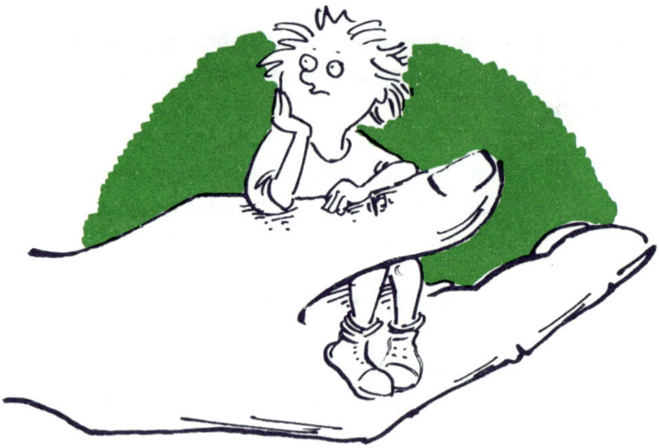

Der 7. Sinn ist Eigen-Sinn

Vorbeugung als Erziehungshaltung

Viele Eltern befürchten, daß ihr Kind von einem Fremden entführt und sexuell mißbraucht werden könnte. Es macht Angst, in der Zeitung von solchen Fällen zu lesen, obwohl Fremdtäter eher die Ausnahme sind. Deshalb reichen Warnungen vor Unbekannten nicht aus. Wir wissen ja, daß Täter oft aus dem nahen sozialen Umfeld der Mädchen und Jungen kommen. Hier vorzubeugen, finden Eltern meist schwierig, denn sie möchten ja nicht, daß ihre Kinder überängstlich und menschenscheu werden, möchten vertrauensvolle Beziehungen nicht zerstören.

Aber Mütter und Väter, überhaupt alle Erwachsenen, können eine Menge tun, um Mädchen und Jungen zu schützen:

Kinder sind von uns Erwachsenen abhängig, deshalb tragen wir die Verantwortung, sie nicht unseren Bedürfnissen und unserem Willen unterzuordnen, sondern sie in ihrer jeweiligen Eigenheit, ihrem Eigen-Willen, ihrer Selbstbestimmtheit ernstzunehmen, ihre Persönlichkeit und ihre Vollwertigkeit als kleine Menschen zu respektieren.

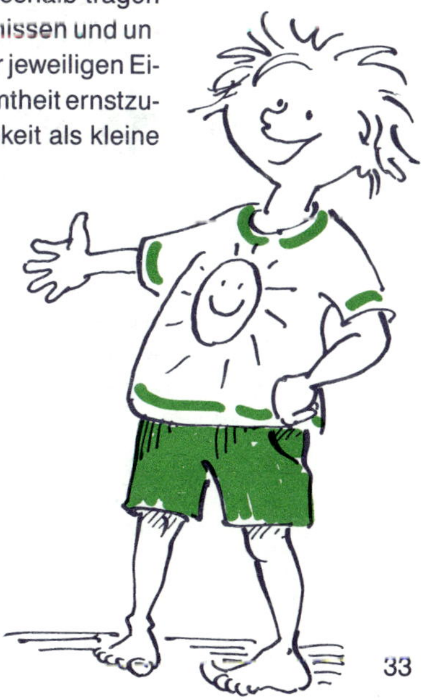

Eine solche Haltung ist die Basis jeder Vorbeugung, sie muß selbstverständlicher Bestandteil der Erziehung sein, schon von Geburt an.

Mädchen und Jungen haben Stärken und Energie, viele Fähigkeiten, einen ausgeprägten Willen und Gespür dafür, was ihnen guttut. Diese Stärken anerkennen und fördern, fällt uns Erwachsenen manchmal schwer. Eigensinnige Kinder sind anstrengend, sie fordern Erklärungen, sie wollen oft nicht so, wie wir wollen. Selbstverständlich dürfen und müssen Erwachsene Grenzen ziehen:
„Bis hier hin und nicht weiter!"
Aber das Recht, Grenzen zu setzen, gilt auch für Kinder.

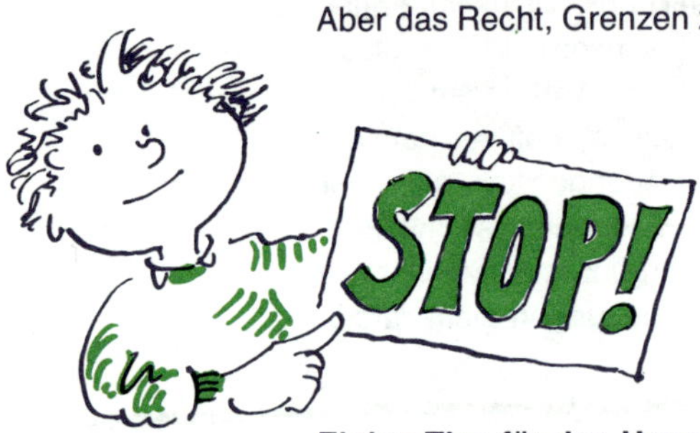

Einige Tips für den Umgang mit Mädchen und Jungen:

★ Genießen Sie mit Ihren Kindern liebevolle Zärtlichkeiten, aber achten Sie genau darauf, ob, wie und wann sie das möchten. Respektieren Sie auch kleinste Zeichen von Gegenwehr oder Unwillen.

★ Unterstützen Sie Ihr Kind, auch bei anderen Menschen Berührungen, die es nicht mag, zurückzuweisen. Ergreifen Sie Partei für Ihre Tochter oder Ihren Sohn, auch wenn Sie sich damit den Unmut von Großeltern, Verwandten oder Bekannten einhandeln. Die Sicherheit Ihres Kindes hat Vorrang und ein klärendes Gespräch mit den Verwandten kann Ihre Haltung verständlich machen. Es ist schwer für Kinder, sich gegen Erwachsene durchzusetzen, sie brauchen dabei unsere Unterstützung.

★ Beteiligen Sie Ihre Kinder an Entscheidungen der Familie, besonders wenn es die Kinder selbst angeht. Nehmen Sie ihre Meinung ernst, akzeptieren Sie auch mal ein „Nein" oder ein „Ich will nicht".

Nutzen Sie eine ruhige Stunde, um mit dem Mädchen oder Jungen über ihre/seine Erlebnisse, Gefühle, Sorgen oder Freuden zu sprechen. Ermutigen Sie sie/ihn, mit anderen Vertrauenspersonen zu reden, wenn sie/er Ihnen bestimmte Dinge nicht erzählen will. Hören Sie genau hin, was das Kind ihnen erzählt, fragen Sie bei Unklarheiten nach.

Lassen Sie dem Mädchen oder Jungen ihre/seine Wahrnehmung und Einschätzung von Situationen und Gefühlen. Bestärken Sie das Kind, sich nichts einreden zu lassen, was ihr/ihm widerstrebt.

Oft ist es schwierig für Erwachsene, mit Kindern offen über Sexualität zu sprechen, aber Mädchen und Jungen brauchen eine Sprache für sexuelle Vorgänge und Körperteile. Vielleicht fällt der Einstieg in dieses Thema leichter, wenn Sie gemeinsam mit dem Kind ein Bilderbuch anschauen und daraus vorlesen.

Erzählen Sie dem Kind, daß es gute und schlechte Geheimnisse gibt: Gute Geheimnisse machen Freude und sind spannend, z.B. wenn man nicht weiß, welches Geschenk es zu Weihnachten gibt. Schlechte Geheimnisse dagegen machen Kummer und bedrücken. Bestärken Sie das Mädchen oder den Jungen, solche Geheimnisse zu erzählen, auch wenn es ein Erwachsener verboten hat.

Ermutigen Sie Ihre Tochter und oder Ihren Sohn, die eigenen Gefühle auszudrücken, egal ob dies nun angeblich zu einem Mädchen oder Jungen paßt oder nicht.

Freuen Sie sich, wenn Ihre Tochter selbstbewußt und eigenwillig ist, auch wenn Ihr Nachbar sagt, sie sei kein richtiges Mädchen, sondern ein Wildfang. Fördern Sie diese Eigenschaften.

Lassen Sie Ihren Sohn auch Gefühle wie Angst, Schwäche und Hilflosigkeit ausleben und darüber sprechen.

Natürlich werden wir Erwachsenen es nicht immer schaffen, so mit Mädchen und Jungen umzugehen, aber auch kleine Schritte helfen weiter. Allein schon ein gleichberechtigter, partnerschaftlicher Umgang zwischen Frauen und Männern, in der Familie und außerhalb, ist ein Stück Vorbeugung.

In einigem sollten wir uns vielleicht selbst weiterentwickeln. Aber Mütter und Väter müssen, können und sollen nicht perfekt sein. Vieles läßt sich auch zusammen mit den Mädchen und Jungen lernen.

Zungenbrecher

Wenn Du sagst, ich soll nicht fragen,
soll mich nichts zu sagen wagen,
sagt mir mein Gefühl im Magen,
ich werd's trotzdem weitersagen!

(Gisela Braun)

Lies mir was vor!

Kinderbücher, die Mädchen und Jungen stärken

Es gibt mittlerweile eine Reihe von Kinderbüchern, die eine vorbeugende Erziehung unterstützen und Erwachsenen helfen, mit Mädchen und Jungen ins Gespräch zu kommen. Außerdem machen sie Spaß – und das sollen sie auch. Diese Bücher sind für Kinder ab etwa 4 Jahren geeignet.

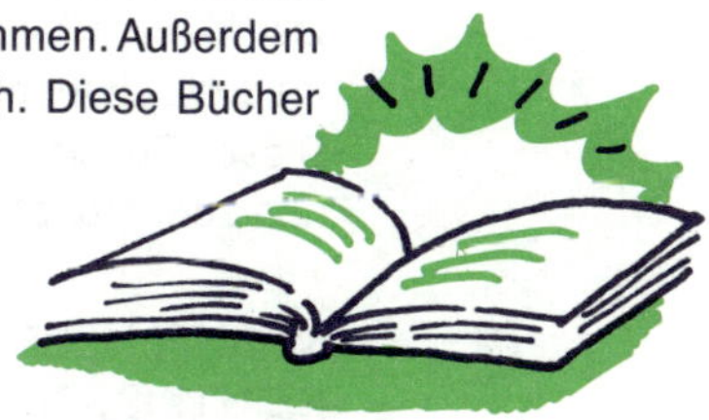

ALIKI:
GEFÜHLE SIND WIE FARBEN
Beltz-Verlag 1987, 24,80 DM
Dieses wunderschöne Bilderbuch zeigt viele unterschiedliche Gefühle. Für Mädchen und Jungen ist es hilfreich, wenn sie ihre Gefühle einschätzen und äußern können, denn Gefühle geben Signale – manchmal sogar Warnsignale.

URSULA ENDERS/DOROTHEE WOLTERS:
SCHÖN BLÖD
Volksblatt Verlag 1991, 24,80 DM
Schöne Gefühle machen gute Laune, und blöde Gefühle machen schlechte Laune. Die Mädchen und Jungen in diesem Kinderbuch haben lieber schöne als blöde Gefühle. Wenn ihnen jemand blöde Gefühle macht, dann sagen sie NEIN! Aber weil es manchmal schwer ist, sich allein gegen andere durchzusetzen, helfen sie sich gegenseitig.

URSULA ENDERS/DOROTHEE WOLTERS:
LI–LO–LE EIGENSINN
Volksblatt Verlag 1992, 24,80 DM
Eigensinn ist für jeden etwas anderes. Lina, Lotte und Leo wollen wirklich eigensinnig sein. Ihre eigenen Sinne und Gefühle helfen ihnen dabei, genau zu spüren, was sie mögen und was nicht. Gemeinsam mit ihren Freunden gründen sie die Bande „Li–Lo–Le Eigensinn und ihre Freunde."

MARION MEBES/LYDIA SANDROCKH:
KEIN ANFASSEN AUF KOMMANDO
Verlag DONNA VITA 1990, 10,80 DM
Es gibt viele Arten von Küssen: Schöne Küsse, wie z.B. Guten-Morgen-Küsse oder Heile-Küsse, aber auch unangenehme Küsse, wie etwa Knall-Küsse oder Hundenasenschlabberküsse. Küsse, die man nicht mag, darf man mit einem deutlichen NEIN zurückweisen.

GISELA BRAUN/DOROTHEE WOLTERS:
DAS GROSSE UND DAS KLEINE NEIN.
Verlag an der Ruhr 1991, 9,80 DM
Das kleine NEIN ist ganz klein und sehr leise. Deshalb hören die Erwachsenen nicht richtig hin, wenn es sagt, was es will. Dieses Büchlein zeigt, wie das kleine NEIN die Geduld verliert und zum großen NEIN wird.

MARION MEBES/LYDIA SANDROCKH:
KEIN KÜSSCHEN AUF KOMMANDO
Verlag DONNA VITA 19887, 10,80 DM

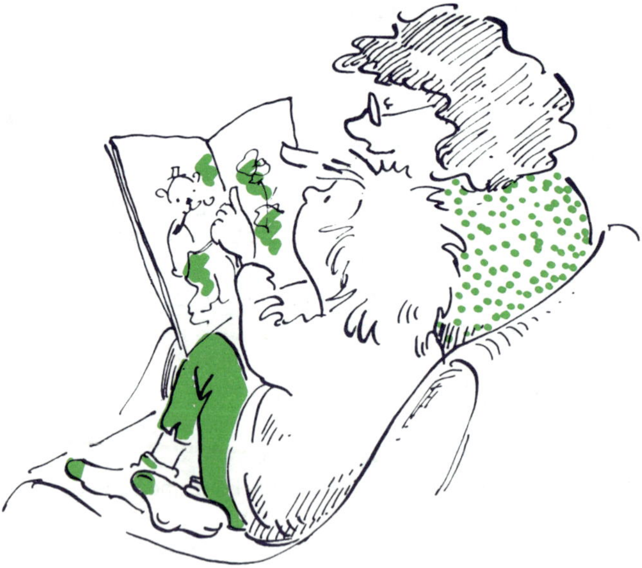

BILDERBÜCHER FÜR MÄDCHEN UND JUNGEN

Ja, Mädchen sind stark, schlau und mutig, auch wenn sie in vielen Kinderbüchern nicht so dargestellt werden. Und Jungen sind nicht nur kämpferische Helden, sondern auch sanft, ängstlich oder fürsorglich. Davon erzählen diese Kinderbücher:

BABETTE COLE:
PRINZESSIN PFIFFIGUNDE
Reinbek 1987, 19,80 DM

BABETTE COLE:
PRINZ PFIFFERLING
Reinbek 1988, 19,80 DM

ROBERT MUNSCH/HELGE NYNCKE:
DIE TÜTENPRINZESSIN
Oldenburg 1987, 22,-- DM

ETHEL JOHNSTON-PHELPS:
DIE RIESIN TREIBT SCHABERNACK UND NOCH MEHR GESCHICHTEN VON MUTIGEN MÄDCHEN
Berlin 1988, 19,80 DM

DIESES SCHÖNE KINDERBUCH HILFT, ÜBER SEXUALITÄT ZU SPRECHEN:

GRETHE FRAGERSTRÖM/GUNILLA HANNSON:
PETER, IDA UND MINIMUM.
FAMILIE LINDSTRÖM BEKOMMT EIN BABY
Ravensburg 1977, 16,80 DM

Da muß man doch mehr tun...

Eltern geben Anregungen in Kindergarten und Schule

Sie, liebe Mütter und Väter, haben jetzt viel gelesen über Aspekte der Erziehung, die wichtig sind für eine Vorbeugung vor sexuellem Mißbrauch. Einige von Ihnen haben vieles schon gewußt und in Ihrer Erziehung praktiziert. Andere haben vielleicht Mut bekommen, mehr auf diese Dinge zu achten.
Vor allem wird aber vielen Müttern und Vätern auffallen, daß es wichtig wäre, wenn auch im Kindergarten und in der Schule diese Erziehungshaltung unterstützt wird.
„Was nützt es, wenn ich mein Kind zum Nein-Sagen erziehe und in der Schule gibt's dafür Strafe!"

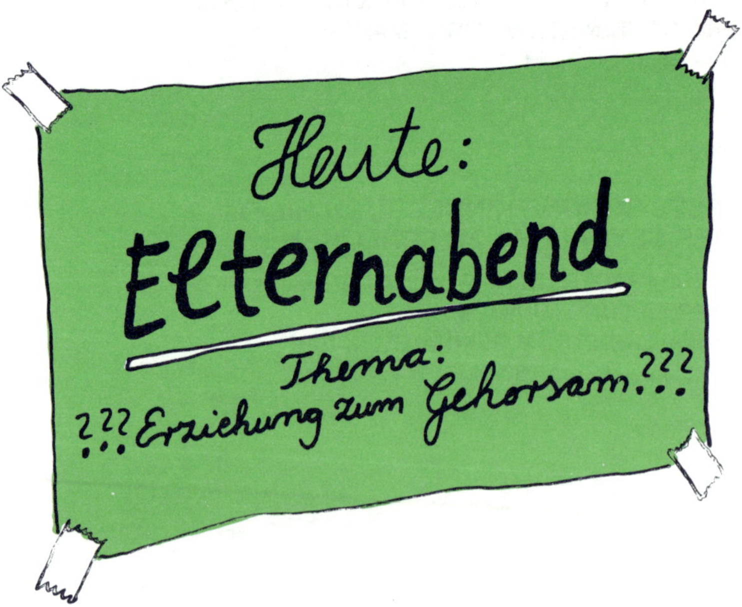

Es ist richtig, daß eine vorbeugende Erziehung nicht nur im Elternhaus, sondern auch im Kindergarten und in der Schule praktiziert werden sollte. Erst dann kann sie wirklich viel bewirken.

Eine Reihe von ErzieherInnen und LehrerInnen sind sich dessen bewußt und richten ihre Arbeit danach aus.
Fragen Sie in Ihrem Kindergarten oder in Ihrer Schule nach, ob man sich dort mit dem Problem des sexuellen Mißbrauchs beschäftigt hat.

Regen Sie an, daß ein Elternabend oder mehrere zu den Themen „Sexueller Mißbrauch", „Geschlechtsspezifische Erziehung" und „Sexualerziehung" durchgeführt wird. Für viele ErzieherInnen und LehrerInnen ist es leichter, dieses Thema anzugehen, vielleicht auch gegenüber ihrem Träger oder Vorgesetzten durchzusetzen, wenn sie sagen können, es sei der Wunsch der Eltern.

Wenn Sie Ihren Kindern eins von den genannten Kinderbüchern geschenkt haben, nehmen Sie es einmal mit in die Schule oder den Kindergarten. Die Bücher eignen sich auch als Unterrichtsmaterialien.

Und wenn Sie bemerken, daß einzelne ErzieherInnen oder LehrerInnen nicht so mit den Mädchen und Jungen umgehen, wie es für eine vorbeugende Erziehung wichtig ist, haben Sie Mut und sprechen Sie dies an. Als Mütter und Väter können Sie eine Menge bewirken.

Was mach ich bloß, wenn was passiert ist?

Was Mütter und Väter tun können, wenn ihr Kind sexuell mißbraucht wurde

Die Vorstellung, die eigene Tochter oder der Sohn könnte sexuell mißbraucht werden, ist schrecklich. Man möchte am liebsten gar nicht daran denken. Viele Eltern werden bei diesem Gedanken auch wütend, sagen
„den Kerl würde ich umbringen" oder
„sofort zur Polizei"
Das ist verständlich.

In der ersten Verwirrung werden aber oft Schritte unternommen, die für die betroffenen Mädchen und Jungen nicht unbedingt hilfreich sind und die Eltern vielleicht später bereuen. Deshalb einige Hinweise, die Ihnen als Mutter oder Vater helfen können, wenn Ihr Kind sexuell mißbraucht wurde:

- Glauben Sie dem Mädchen oder Jungen, daß der sexuelle Mißbrauch wirklich geschehen ist. Dies ist für das Kind die wichtigste Unterstützung.

- Geben sie dem Kind ausdrücklich und wiederholt die Erlaubnis, über das Erlebte zu sprechen.

- Versuchen Sie ruhig zu bleiben, auch wenn dies sehr schwer fällt. Viele Mädchen und Jungen leiden darunter, daß sie ihren Eltern Kummer bereiten und erzählen nicht weiter oder nehmen ihre Aussage zurück, wenn sie spüren, daß ihre Erzählungen Angst, Panik oder Bestürzung auslösen. Für Sie ist diese Situation eine große Belastung. Sprechen Sie mit Menschen, bei denen Sie Ihre Wut und Ihren Schmerz äußern können. Das hilft Ihnen selbst und Sie können ruhiger mit Ihrem Kind sprechen.

- Viele betroffene Mädchen und Jungen empfinden Schuldgefühle, wenn sie mißbraucht wurden. Nehmen Sie auch diese Gefühle ernst, aber sagen Sie dem Kind ausdrücklich, daß allein der Täter die Verantwortung für das Geschehen trägt.

- Wenn der sexuelle Mißbrauch schon länger gedauert hat, machen Sie dem Kind keine Vorwürfe, weil es bisher geschwiegen hat. Sagen Sie, daß Sie froh sind, jetzt davon zu hören.

- Vielleicht haben Sie den Wunsch zu trösten, indem Sie sagen:
  „Ach, war doch alles nicht so schlimm, ist ja vorbei."
  Tun Sie dies nicht. Den Mädchen und Jungen hilft es nicht, wenn wir das Geschehene herunterspielen oder — das Gegenteil — es aufbauschen, es hilft ihnen, wenn ihr Empfinden ernstgenommen wird.

- Nehmen Sie sich viel Zeit und hören Sie genau zu. Ermutigen Sie das Mädchen oder den Jungen, über das zu reden, was vorgefallen ist, aber bohren Sie nicht nach. Überlassen Sie es dem Kind, was es wann erzählen will.

- Sagen Sie Ihrer Tochter oder Ihrem Sohn, daß es Unrecht war, was der Täter getan hat, aber drängen Sie ihr/ihm nicht Ihre eigenen Gefühle auf.

- Erkundigen Sie sich nach den Drohungen des Täters und versuchen Sie, diese zu entkräften, um dem Kind Angst zu nehmen.

- Sorgen Sie dafür, daß das Mädchen oder der Junge nicht weiter mißbraucht wird. Informieren Sie sie/ihn über das weitere Vorgehen. Und: Trösten Sie Ihr Kind und zeigen Sie, daß Sie es genauso lieb haben wie immer.

Vielleicht sind Sie gerade als Vater unsicher, wie Sie mit Ihrer Tochter oder Ihrem Sohn umgehen sollen, wenn sie/er sexuell mißbraucht wurde. Hat sie/er jetzt Angst vor Männern? Mag sie/er jetzt noch meine Zärtlichkeiten? Wie verhalte ich mich richtig, wie helfe ich meinem Kind am besten?

Ziehen Sie sich nicht von Ihrem Kind zurück, es könnte sonst glauben, daß Sie es nun nicht mehr mögen, aber achten Sie genau darauf, wie es reagiert und richten Sie sich ganz nach den Bedürfnissen des Kindes.

Es kann vorkommen, daß Mädchen oder Jungen versuchen, den Vater so zu berühren, wie sie es beim sexuellen Mißbrauch erfahren haben. Ziehen Sie hier klare Grenzen, ohne böse zu werden. Sagen Sie, daß Sie sie/ihn sehr lieb haben und gerne schmusen oder kuscheln, aber daß Sie so nicht berührt werden wollen. Wenn ein Kind solche sexualisierten Verhaltensweisen zeigt, ist das eine Folge des sexuellen Mißbrauchs. Darauf einzugehen, hieße, das Kind nochmals zu mißbrauchen.

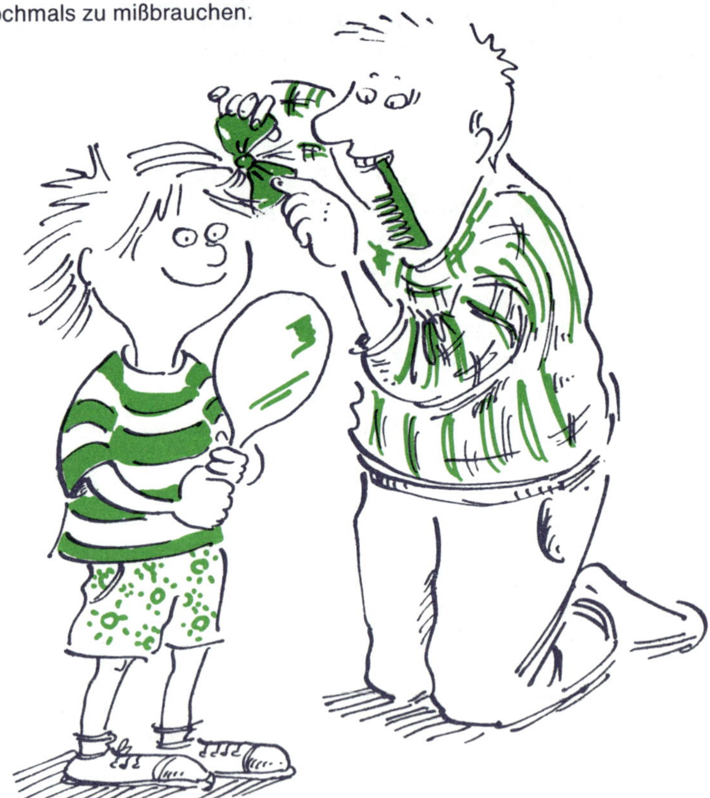

Und wie geht es weiter?

Übereilen Sie nichts.

Falls Sie eine Anzeige in Erwägung ziehen, können Sie das auch noch nach Tagen oder Wochen tun. Sie haben Zeit, alles reiflich zu überlegen und sich danach zu richten, wie es Ihrer Tochter oder Ihrem Sohn geht.

Suchen Sie sich zuerst Rat und Unterstützung bei einer Beratungsstelle.

Mittlerweile gibt es eine Reihe von Beratungsstellen. Bei den jeweiligen Gleichstellungsstellen, Frauenbeauftragten und Jugendämtern der Stadt- oder Kreisverwaltung erfahren Sie, wo es in Ihrer Umgebung eine solche Beratungsstelle gibt.

In einer Beratungsstelle finden Sie Hilfe und Verständnis in Ihrer Situation. Mit den Fachleuten können Sie abklären, welche Hilfe am geeignesten ist für Ihre Tochter oder Ihren Sohn:

Ist eine Untersuchung bei einer Ärztin oder einem Arzt notwendig?

Eine ärztliche Untersuchung kann belastend für das Kind sein. Oft ist sie überflüssig, weil der sexuelle Mißbrauch keine körperlichen Spuren hinterlassen hat. Für manche Kinder hingegen ist es wichtig zu erfahren, daß sie gesund geblieben sind.

Ist eine Anzeige bei der Polizei sinnvoll?

Auch eine polizeiliche Vernehmung und die eventuell nachfolgende Gerichtsverhandlung können für das betroffene Mädchen oder den Jungen belastend werden. Es muß deshalb im Einzelfall zusammen mit der Beraterin oder dem Berater geprüft werden, ob eine Anzeige Sinn macht, wie das Kind dies verkraften wird und welche anderen Möglichkeiten des Schutzes noch gegeben sind.

Wenn Sie sich für eine Anzeige entscheiden, wird Ihnen die Beratungsstelle Möglichkeiten aufzeigen, wie Sie die Belastungen für das Kind und sich selbst in Grenzen halten können, z.B. durch die Einschaltung einer Rechtsanwältin oder eines Rechtsanwaltes mit Erfahrung in diesem Bereich.

Braucht Ihre Tochter oder Ihr Sohn therapeutische Hilfe?

Es hilft Ihnen sicher, von einer Fachfrau oder einem Fachmann zu hören, wie diese die Situation Ihres Kindes einschätzen. Wenn es nötig ist, werden Sie hier auch therapeutische Hilfe erhalten oder an entsprechende TherapeutInnen weitervermittelt werden.

Und denken Sie auch an sich: Es ist sehr schmerzhaft für eine Mutter oder einen Vater zu wissen, daß eine nahestehende Person, vielleicht sogar der eigene Vater, Bruder oder Freund Ihr Kind sexuell mißbraucht hat. Versuchen Sie nicht, ganz allein damit fertig zu werden, lassen Sie sich helfen.

Liebe Mütter,

Eine besonders belastende und schockierende Situation ist es, wenn eine Mutter erfährt, daß der eigene Partner, mit dem sie zusammenlebt, die Tochter oder den Sohn mißbraucht hat.

Meist erfährt die Frau davon durch eine außenstehende Person, denn der Täter hat das Kind, gerade gegenüber der Mutter, zum Schweigen gezwungen. Diese Nachricht ist ein furchtbarer Schlag. Oft ist die Mutter wie gelähmt, sie kann nichts denken und nichts tun. Alles in ihr sagt:
„Das kann einfach nicht wahr sein. Ich glaub' es nicht!“

In dieser Situation liegt es für viele Mütter nahe, der Person, die sie informiert hat, nicht zu glauben. Selbst wenn das Mädchen oder der Junge alles bestätigt, kann sie es oft nicht fassen.

Viele Mütter aber glauben ihren Kindern und machen sich dann schreckliche Vorwürfe, obwohl sie von dem sexuellen Mißbrauch nichts wußten. Sie wollen sich von ihrem Partner trennen, weil ihnen klar ist, daß nur eine räumliche Trennung die Sicherheit des Kindes gewährleistet, denn der Täter mißbraucht in der Regel immer weiter, auch wenn er hoch und heilig das Gegenteil verspricht.

Oft leugnet er auch die Tat ab, sagt, das Kind habe alles erfunden oder gibt dem Mädchen oder Jungen die Schuld.

Meistens wird er nicht freiwillig die Wohnung verlassen und einer räumlichen Trennung zustimmen. Verständlicherweise scheut sich die Mutter oft, eine Strafanzeige zu erstatten, da sie nicht in dieser Weise gegen den eigenen Partner vorgehen will. Auch die Mädchen und Jungen wollen zwar, daß der sexuelle Mißbrauch aufhört, aber wollen meist nicht, daß der Vater ins Gefängnis kommt, weil sie sich dann schuldig fühlen. Damit hat er ja häufig gedroht.
Aber auch außerhalb einer Strafanzeige haben Mütter verschiedene Möglichkeiten, ihre Töchter und Söhne zu beschützen:

Zuerst einmal sollte jede Mutter eine Beratungsstelle aufsuchen, die sie in ihren Gefühlen ernstnimmt und Unterstützung in dieser Situation bietet. Die Frau braucht jetzt Trost und Rückenstärkung für sich selbst — und Hilfestellung für das weitere Vorgehen:

So kann sie einen Antrag beim Familiengericht stellen, daß der Partner die gemeinsame Wohnung verlassen muß. Ebenso kann sie das alleinige Sorgerecht und/oder Aufenthaltsbestimmungsrecht für ihre Tochter oder ihren Sohn erwirken.

Zusätzlich ist es möglich, daß das Familiengericht auf Antrag der Mutter ein Umgangs- und Kontaktverbot ausspricht. Damit ist dem Vater untersagt, mit dem Kind auch außerhalb der Wohnung, auf der Straße oder in der Schule, Kontakt aufzunehmen. Es sollte geprüft werden, ob dieses Umgangsverbot auch die Geschwister miteinbeziehen muß, weil viele Täter, nachdem der sexuelle Mißbrauch an einem Kind unterbunden wurde, nun versuchen, die Geschwister zu mißbrauchen.

Bei diesen Schritten kann sich die Mutter auch von einer erfahrenen Mitarbeiterin oder einem Mitarbeiter des Jugendamtes beraten und unterstützen lassen. Auf jeden Fall ist es ratsam, eine mit diesem Thema vertraute Anwältin (Anwalt) hinzuzuziehen, um auf eventuell auftretende Schwierigkeiten bei Gericht vorbereitet zu sein.

Falls die Mutter nicht über genügend Geldmittel verfügt, kann Prozeßkostenhilfe beantragt werden. Überdies finanzieren Opferhilfeorganisationen wie der Weiße Ring in bestimmten Fällen eine anwaltliche Vertretung.
Diese Maßnahmen sollten schnell erfolgen, um die Sicherheit des Mädchens oder Jungen zu gewährleisten. Danach kann sich die Mutter mit ihrer Beraterin Zeit nehmen, um zu klären, was weiter geschehen soll. Vor allem braucht sie Zeit, mit ihren Verletzungen fertig zu werden und sich in ihr neues, vielleicht auch schwieriges Leben einzugewöhnen. Vielen Müttern tut es gut, eine Selbsthilfegruppe für betroffene Mütter zu besuchen, um sich mit anderen Frauen in der gleichen Lage auszutauschen.

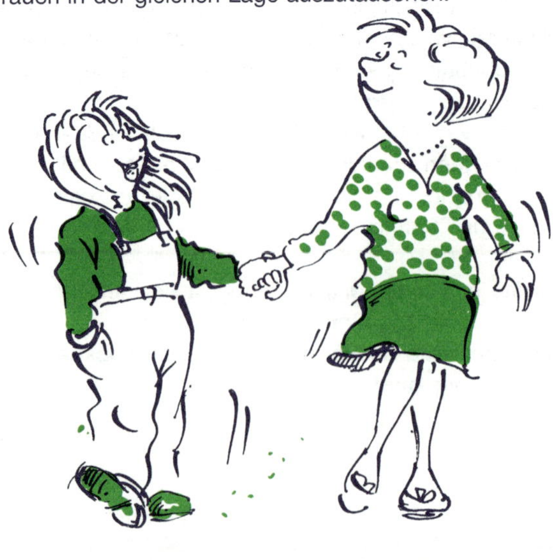

Bücher zu wichtigen Themenbereichen

ERFAHRUNGSBERICHTE BETROFFENER MÜTTER (UND VÄTER)

URSULA ENDERS/JOHANNA STUMPF:
MÜTTER MELDEN SICH ZU WORT.
SEXUELLER MISSBRAUCH AN MÄDCHEN UND JUNGEN.
Köln 1991

CHRISTEL DORPAT:
WELCHE FRAU WIRD SO GELIEBT WIE DU?
Berlin 1982

GLEICHBERECHTIGTE ERZIEHUNG VON MÄDCHEN UND JUNGEN

GRABRUCKER, MARIANNE:
„TYPISCH MÄDCHEN...". PRÄGUNG IN DEN ERSTEN DREI LEBENSJAHREN.
Ein Tagebuch. Frankfurt 1985

LEYRER, KATJA:
HILFE, MEIN SOHN WIRD EIN MACKER.
Hamburg 1988

SCHNACK, DIETER/NEUTZLING, RAINER:
KLEINE HELDEN IN NOT.
JUNGEN AUF DER SUCHE NACH MÄNNLICHKEIT.
Reinbek 1990

SEXUALERZIEHUNG

CALDERONE, MARY S./RAMEY, JAMES W.:
SEXUALERZIEHUNG HEUTE. KINDER FRAGEN, ELTERN ANTWORTEN.
München 1987

EINFÜHRENDE FACHLITERATUR

URSULA ENDERS (HRSG.):
ZART WAR ICH, BITTER WAR'S.
SEXUELLER MISSBRAUCH AN MÄDCHEN UND JUNGEN.
ERKENNEN – SCHÜTZEN – BERATEN.
Köln 1990

GISELA BRAUN:
ICH SAG' NEIN. ARBEITSMATERIALIEN GEGEN DEN SEXUELLEN MISSBRAUCH AN MÄDCHEN UND JUNGEN.
Mülheim 1989

Ein **Gesamtkatalog über Materialien und Literatur** ist erhältlich bei DONNA VITA, Fachhandel und Verlag für Materialien gegen den sexuellen Mißbrauch an Mädchen und Jungen, Postfach 5 / Post Husby, 24973 Ruhnmark (7,50 DM)
Hier können Sie auch **Luftballons, Aufkleber und Ansteckadeln** für Kinder mit der Aufschrift „Kein Küßchen auf Kommando" oder „Für einen Kuß gibt's kein Muß" bestellen.

Hier finden Sie Rat und Hilfe

Es gibt mittlerweile eine Reihe von Anlauf- und Beratungsstellen, bei denen Sie Rat und Hilfe finden können. Hier einige Hinweise, wie Sie diese Stellen erreichen!

Bei den örtlichen Gleichstellungsstellen und Jugendämtern können Sie die Adresse der nächstgelegenen, für Sie geeigneten Beratungsstelle erfahren. Beide finden Sie im Telefonbuch unter der Rubrik Stadtverwaltung oder Kreisverwaltung:

Unter Stadt ... oder Kreis ...

— Frauenamt/Frauenbüro
— Frauenbeauftragte
— Gleichstellungsbeauftragte
— Gleichstellungsstelle

— Allgemeiner Sozialer Dienst
— Jugendamt
— Jugendschutz
— Kinderschutz

Beim Jugendamt erfahren Sie nicht nur Adressen von Beratungsstellen, oft kann Ihnen das Jugendamt auch selbst helfen. Sprechen Sie mit den Mitarbeiterinnen und Mitarbeitern, auf Wunsch auch anonym. Viele Städte haben auch eine Erziehungsberatungsstelle, die Sie ebenfalls unter der Rubrik „Stadt“ finden.

Vielleicht gibt es auch in Ihrer oder in der nächstgrößeren Stadt eine Beratungsstelle, die ganz speziell zum Problem des sexuellen Mißbrauchs Unterstützung anbietet. Manche dieser Stellen betreuen Frauen und Mädchen, andere beziehen auch Jungen mit ein. Schauen Sie im Telefonbuch unter folgenden Stichwörtern:

— Anlauf- und Beratungsstelle für Mädchen und Frauen ...
— Beratungsstelle für Frauen und Mädchen ...
— Frauenberatungsstelle
— Frauen helfen Frauen
— Frauen-Notruf
— Frauenzentrum
— Kontakt- und Informationsstelle gegen sexuellen Mißbrauch
— Mädchenberatung/Mädchenhaus/Mädchentreff/Mädchenzentrum
— Notruf ...
— Verein gegen sexuelle Gewalt ...
— Verein zur Prävention ...
— Wildwasser
— Zartbitter

Auch viele Stellen des Deutschen Kinderschutzbundes bieten Beratung bei sexuellem Mißbrauch:

— Deutscher Kinderschutzbund
— Kinderschutzambulanz
— Kinderschutz-Zentrum
— Sorgentelefon

Weitere verschiedene Stellen helfen Ihnen bei Fragen zum sexuellen Mißbrauch oder anderen Problemen:

— Ärztliche Anlaufstelle (Beratungsstelle/Kontaktstelle) ...
— Beratungsstelle für Eltern, Jugendliche und Kinder
— Beratungsstelle für Erziehungsfragen
— Beratungsstelle Gewalt in Familien
— Erziehungsberatungsstelle
— Evangelische Beratungsstelle
— Katholische Beratungsstelle
— Pro Familia
— Psychologische Beratungsstelle

Gegen eine Bearbeitungsgebühr können Sie eine Liste von Beratungsstellen und Selbsthilfegruppen bestellen bei:

DONNA VITA Fachhandel
Postfach 5 / Post Husby
24973 Ruhnmark